Gesund wohnen – Schadstoffe beseitigen

Was Sie für eine bessere Wohnqualität tun können

Bibliografische Information der Deutschen Bibliothek

1. Auflage, Juli 2005, 1.–12. Tausend

ISBN -13: 978-3-938174-19-7
ISBN -10: 3-938174-19-6
Printed in Germany

Inhalt

Vorwort

Noch nie zuvor haben wir Menschen in den Industrieländern mehr Lebenszeit in geschlossenen Räumen verbracht als heute. Etwa 20 Stunden am Tag halten wir uns durchschnittlich dort auf. Bauprodukte und andere Materialien in diesen Räumen sind zunehmend synthetischen Ursprungs und dünsten oft Inhaltsstoffe aus. Zugleich haben die – unbestreitbar sinnvollen – Maßnahmen zur Energieeinsparung der letzten Jahre dazu geführt, dass der Austausch mit der Außenluft immer geringer wurde. Eine „Zwangslüftung" durch Fenster- und Türspalte, wie es sie früher einmal gab, findet heute nicht mehr statt. Unser Lüftungsverhalten haben wir vielfach diesen neuen Bedingungen jedoch noch nicht angepasst. Dies alles führt dazu, dass sowohl die Konzentrationen an schädlichen Stoffen in der Innenraumluft als auch deren Anzahl immer weiter zugenommen haben.

Aber nicht alle problematischen Stoffe in Innenräumen sind synthetischer Herkunft. Die Gefährlichsten unter ihnen kommen aus der Natur. Radon – ein radioaktives Gas – strömt in manchen Gegenden direkt aus dem Boden, das krebserzeugende Asbest ist ein natürliches Mineral und viele Stoffe, die Allergien verursachen, stammen aus Naturprodukten oder werden von lebenden Organismen freigesetzt, zum Beispiel von Schimmelpilzen.

Zwar sind mittlerweile einige der schwersten Sünden der Vergangenheit – etwa Pentachlorphenol oder Asbest – in modernen Produkten nicht mehr zu finden. Das heißt aber nicht, dass die Produkte oder Materialien, die solche Problemstoffe enthalten, auch alle aus den betreffenden Räumen entfernt worden wären. Manch' einer fragt sich, ob in seinen vier Wänden nicht die eine oder andere Altlast schlummert und ob die Gesundheit der Familie möglicherweise bedroht ist. Auch wer sich mit dem Gedanken trägt, ein Eigenheim oder eine Eigentumswohnung zu kaufen, möchte gern wissen, worauf er achten muss, denn er will nicht unversehens mit einer gesundheitsgefährdenden und möglicherweise teuren zusätzlichen Hypothek belastet sein.

Vielleicht hegen Sie auch den Verdacht, gewisse gesundheitliche Beschwerden bei Ihnen oder einem Ihrer Familienmitglieder könnten von Schadstoffen in der Wohnungsluft herrühren. Oder Sie wollen wissen, ob ein Einrichtungsgegenstand oder ein neues Möbelstück schädliche Substanzen ausdünstet. Möglicherweise möchten Sie Ihre Wohnung auch nur vorsorglich schadstofffrei machen. Es gibt jedenfalls viele Gründe, die gesundheitliche Qualität Ihrer Wohnung oder Ihres Hauses unter die Lupe zu nehmen. Aber was auch immer Sie im Besonderen antreibt – es lohnt sich in jedem Fall, dabei planvoll und besonnen vorzugehen.

Dieser Ratgeber soll Ihnen dabei helfen, Anzeichen für die Gegenwart von Schadstoffen wahrzunehmen, sie und ihre Quellen aufzuspüren und sich über deren sach- und fachgerechte Beseitigung zu informieren. In dringenden Fällen werden auch Sofortmaßnahmen empfohlen. Ausgewiesene Fachleute haben für uns aktuelle Informationen über die wichtigsten stofflichen und auch nichtstofflichen Verursacher von gesundheitlichen Beschwerden oder Risiken in Innenräumen zusammengetragen. Wir wollen Sie über die mit dem jeweiligen Schadstoff verbundenen Gesundheitsgefahren genauso informieren, wie über seine Beseitigung oder Schutzmaßnahmen. Auch die Anforderungen, die vernünftigerweise an eventuelle Messungen wie an Sanierungen gestellt werden müssen, stellen wir vor. Sie erfahren alles Wichtige über Grenz- und Richtwerte. Wo es keine verbindlichen Grenzwerte gibt, und das ist in der Mehrzahl der Fälle so, wollen wir Ihnen Orientierung bieten. Auch gibt es – bis auf wenige Ausnahmen – keine verbindlichen Vorschriften, die bei Sanierungen einzuhalten wären. Dass solche Anforderungen notwendig sind, belegen viele Fälle, in denen unsachgemäß durchgeführte Sanierungen die Schäden nicht beseitigt oder – noch schlimmer – sogar zur Verschlechterung der Situation geführt haben. Damit Ihnen das nicht passiert, sagen wir Ihnen, wie Sie bei der Auswahl von Sanierungsfirmen vorgehen sollten und wie Sie sich gegen unliebsame Überraschungen absichern.

Wer soeben ein schadstoffhaltiges Material beseitigt hat, der möchte nicht den Teufel mit dem Beelzebub austreiben und es durch ein wiederum schadstoffbelastetes ersetzen. Deshalb informieren wir Sie auch über schadstoffarme Ersatzmaterialien.

Ein abschließender Rechtsteil hilft Ihnen dabei, Ihre Ansprüche – sei es die Beseitigung eines Mangels, auf Schadenersatz oder anderes – zu erkennen und durchzusetzen.

Ein Hinweis ist uns in noch sehr wichtig: Wenn Sie gesundheitliche Beschwerden im Zusammenhang mit einer vermuteten Schadstoffbelastung feststellen, so ist zunächst ein Arztbesuch zur näheren Abklärung absolut notwendig! Bevor Sie mit Schadstoffanalysen oder gar Sanierungen beginnen, sollten Sie durch Ihren Haus- und ggf. einen Facharzt andere mögliche Ursachen für die Beschwerden ausschließen lassen. Sprechen Sie auch mit dem Arzt über Ihren Verdacht einer Raumluftbelastung. Vielleicht kann auch eine Umweltambulanz oder ein Umweltmediziner weiter helfen. Ansprechpartner dafür sind die Gesundheitsämter.

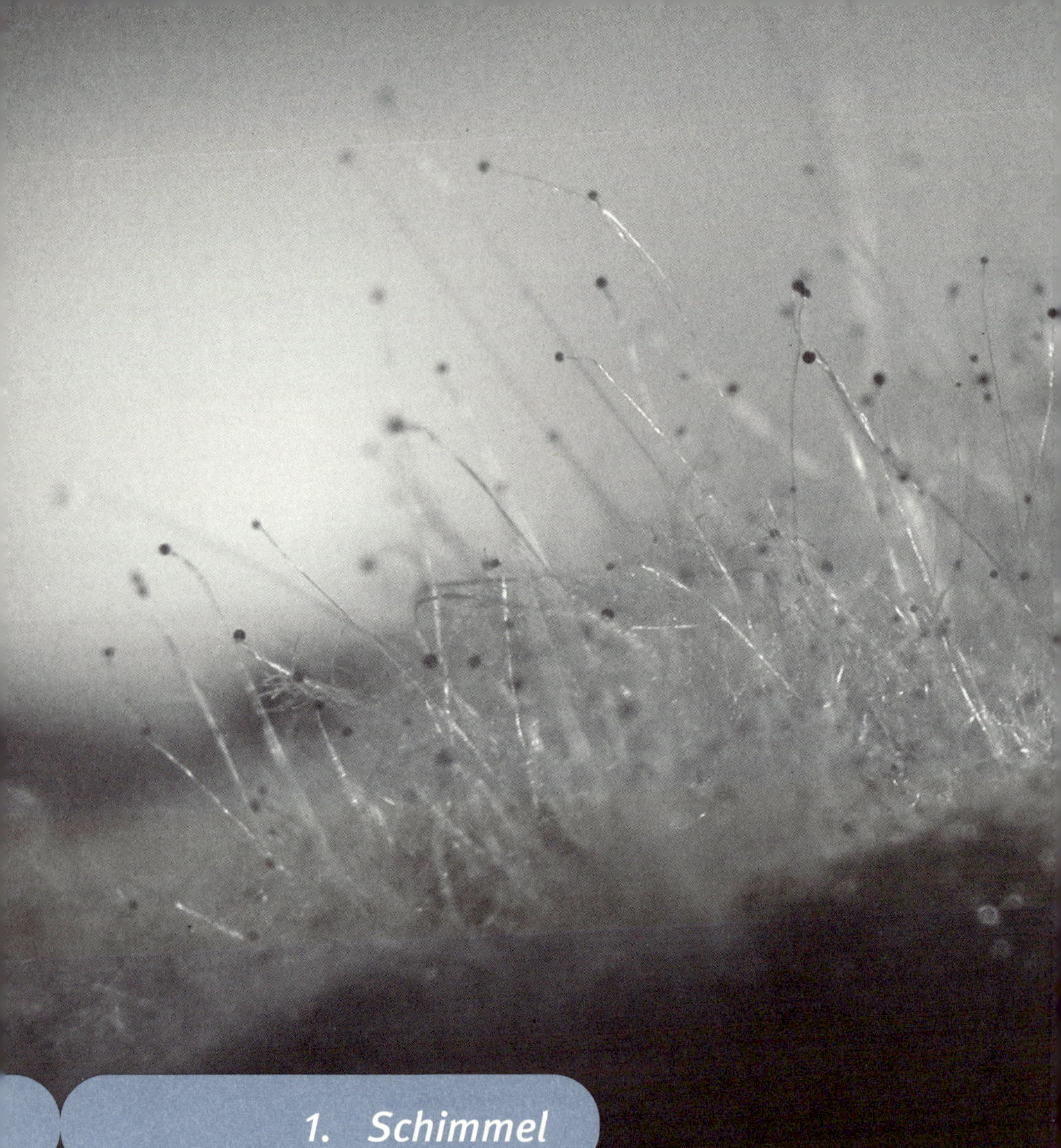

1. Schimmel

Schimmelpilze sind in den vergangenen zehn Jahren als Problem immer stärker in Erscheinung getreten. Das liegt zum einen daran, dass ihre Verbreitung wegen energieeinsparender Baumaßnahmen bei unzureichender Lüftung zugenommen hat und zum anderen an einem veränderten Bewusstsein gegenüber den sich daraus ergebenden Gesundheitsproblemen.

Was sind Schimmelpilze?

Unter dem Begriff Schimmel werden unterschiedliche Pilze mit einem ähnlichem Erscheinungsbild zusammengefasst, wie man es von verschimmelten Lebensmitteln kennt.

Schimmelpilzsporen sind das ganze Jahr über in der Luft vorhanden und lagern sich u. a. auf Oberflächen in Wohnungen ab. Unter geeigneten Bedingungen können sie auskeimen und bei Temperaturen zwischen 20 und 30°C und einem pH-Wert um 6 besonders gut wachsen. Sie durchziehen das besiedelte Material mit einem Geflecht aus feinsten Fäden, dem Myzel. Dieses bildet Sporenträger mit einer großen Anzahl Sporen.

Mit bloßem Auge ist nur ein Teil des Schimmelpilzes sichtbar

Schimmelpilze sind mit bloßem Auge erst dann zu erkennen, wenn sich bereits eine Kolonie entwickelt hat. Ihre Myzelien reichen dann schon wesentlich tiefer und weiter als der sichtbare Teil.

Reife Sporen werden bereits bei geringsten Luftbewegungen abgegeben. Insbesondere die kleineren können über viele Stunden in der Luft bleiben. Während des Wachstums produzieren Schimmelpilze flüchtige Stoffwechselprodukte, sogenannte MVOCs (aus dem Englischen: **M**icrobial **V**olatile **O**rganic **C**ompounds). Der typisch muffige Kellergeruch ist im Wesentlichen auf solche Stoffe zurückzuführen.

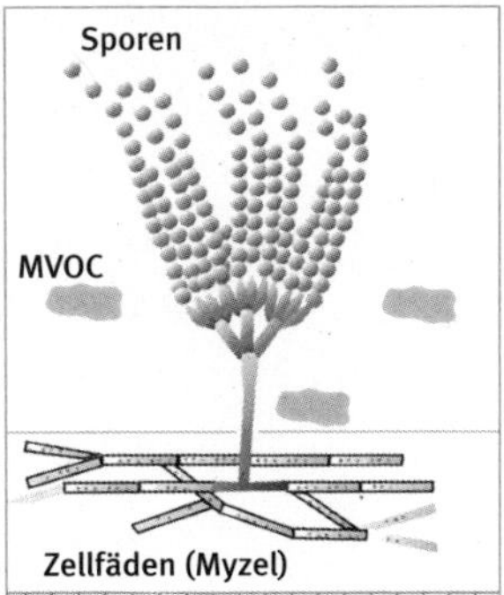

Schema der Schimmelpilzbestandteile

Schimmelpilzwachstum im Innenraum

Die entscheidende Voraussetzung für das Wachstum von Schimmel ist eine ausreichend hohe Materialfeuchtigkeit. Feuchtigkeit, die zum Beispiel durch eine Verletzung der Außenhaut des Gebäudes, durch Nicht-Beachten bauphysikalischer Bedingungen oder durch die Bewohner selbst

Ohne Feuchtigkeit kein Schimmel

in den Innenraum gelangen kann. Auch jeder Mensch gibt ständig Feuchtigkeit an die Raumluft ab.

Bevorzugt werden organische Materialien von Schimmel befallen, wie zum Beispiel Holz, Pressspan, Tapeten, Farben, Leder oder Textilien, aber auch Mischmaterialien, wie Gipskartonplatten. Unter günstigen Bedingungen genügen Schimmelpilzen schon geringe Anteile organisch-chemischer Substanzen als Nährstoffgrundlage, wie Weichmacher in Folien und Schaumstoffen, Tenside in Farben oder organische Zuschlagstoffe in mineralischen Fertigputzen und sogar Staubablagerungen.

Wie kommt Feuchtigkeit in den Innenraum?

Havarien und Überschwemmungen

Auslaufen von Wasser durch Unfälle wie Rohrbrüche, Waschmaschinendefekte, kaputte Aquarien oder Leckagen in Wasser- und Abwasserrohren hinterlässt große Mengen feuchten Materials. Fest verklebte oder eingebaute Teppiche bzw. Möbel sind danach nur schwer wieder trocken zu bekommen. Fußböden und Wände können oft nur mit Hilfe spezieller Trocknungsfirmen in kurzer Zeit getrocknet werden. Wird der Schadensfall nicht richtig begutachtet und vollständig behoben, so kann sich bereits in kurzer Zeit großflächig Schimmel bilden.

Keller sind besonders gefährdet

Feuchtigkeit in Kellerwänden trocknet häufig nur langsam ab, da viele Keller nicht beheizt und nur unzureichend oder falsch gelüftet werden. Schimmelschäden im Keller können sich auch auf Wohnräume auswirken, wenn eine Verbindung besteht, zum Beispiel über ein Treppenhaus.

Baufehler

Fehlerhafte Abdichtungen

Mangelhafte Bauausführungen, wie Löcher in Kehlblechen und Anschlüssen (Schornstein, Dachfenster) oder Risse in der Dampfsperre im Dach, sind leider keine Seltenheit. Nicht weniger gravierend sind ungenügende Abdichtungen gegenüber aufsteigender Bodenfeuchte und fehlerhafte Wandabdichtungen im Bereich des Erdreichs. Sie haben zur Folge, dass sich die Wände mit Sicker- und Grundwasser regelrecht voll saugen können. Das gleiche passiert, wenn beim Bau die geologischen Bedingungen des Baugrunds nicht berücksichtigt wurden. Bei Lehmböden beispielsweise können ohne eine zusätzliche technische Entwässerung Stauwasserschäden auftreten.

Wärmebrücken

Häufig sind auch Planungsfehler im Zusammenhang mit der Wärmedämmung eine Ursache. So haben Lücken in der Dämmung so genannte Wärmebrücken zur Folge. Das sind Außenwandbereiche, die Wärme schneller nach außen ableiten als andere. Sie sind deswegen innenseitig kälter als die übrigen Wandflächen. Bei starken Temperaturunterschieden kondensiert die Feuchtigkeit der warmen Raumluft an diesen Stellen aus. Typische Wärmebrücken sind ungenügend gedämmte Fensterstürze und -laibungen, Betondecken und durch die Wand verlaufende Metallrohre oder -träger (zum Beispiel von Balkonen). Die Innenseiten solcher Außenwandbereiche sind am meisten dort von Schimmelbildung bedroht, wo sie schlecht belüftet sind: In Rollladenkästen, hinter Vorhängen, Bildern, Schränken und Scheuerleisten.

Kondenswasser bildet sich auch an ungedämmten Kaltwasserleitungen und Lüftungsrohren. Hier können sich auf längere Sicht daraus größere Feuchtstellen bilden, auf denen dann Schimmelpilz gedeihen kann.

Wärmedämmungen müssen vollständig und unversehrt sein

Wärmedämmung wird aus bauphysikalischer Sicht am Besten an der Außenseite angebracht. Trotzdem kann manchmal eine raumseitige Wärmedämmung notwendig sein. In solchen Fällen wird die Wand nicht mehr durch die Raumheizung erwärmt und kühlt hinter der Dämmung stark ab. Damit keine Feuchtigkeit zwischen Innendämmung und Wand auskondensiert, muss darauf geachtet werden, dass dampfbremsende Baustoffe lückenlos und luftdicht angebracht werden. Alle Innenraumdämmungen sollten daher stets von fachkundigen Personen ausgeführt werden.

Tägliche Nutzung

Besonders gefährdete Räume

Feuchträume, wie Bad und Küche, sind besonders häufig durch Schimmel gefährdet. Duschen, Waschen und Kochen verursacht sehr hohe Luftfeuchtigkeit.

Ebenfalls anfällig für Schimmelschäden sind kühle Räume, wie Schlafzimmer oder Abstellräume. Häufig werden sie entweder gar nicht oder durch offene Verbindungstüren mitgeheizt. Wenn feuchtwarme Luft aus den beheizten Räumen hineinströmt, kann es an den kälteren Wänden der Nebenräume zur Kondensation von Feuchtigkeit kommen. Dazu kommt, dass jeder Mensch in der Nacht bis zu einem Liter Flüssigkeit ausschwitzt (☞ Abschnitt „Vorbeugende Maßnahmen gegen Schimmel").

Besondere Bedingungen verlangen intensives Lüften

Mit den baurechtlichen Vorgaben zu energieeinsparenden Baumaßnahmen ist auch ein Problem entstanden: Durch das Abdichten sämtlicher Fugen und Ritzen ist der vormals unfreiwillige Luftaustausch nicht mehr möglich. Besonders bei modernisierten Altbauten ist für Alt-Mieter die erhöhte Notwendigkeit zu lüften gewöhnungsbedürftig.

Bei Neubauten oder Umbaumaßnahmen kann die in den Materialien verbliebene Restfeuchtigkeit nur durch intensives Lüften und vermehrtes Heizen nach außen abgeführt werden. Dieser Vorgang kann bis zu mehreren Monaten dauern.

Wartungsfehler

Auch ein mängelfreies Gebäude hat an seiner Außenhaut Schwachstellen gegenüber eindringender Nässe durch

Witterungseinflüsse. Schäden, wie kaputte oder verrutschte Dachziegel, undichte oder verstopfte Regenrinnen und auch eine Beschädigung des Spritzschutzes oder der Isolierung im Sockelbereich, müssen schnell behoben werden. Hausbesitzer sollten diese Bereiche regelmäßig überprüfen. Mieter sind verpflichtet, solche Schäden unverzüglich zu melden.

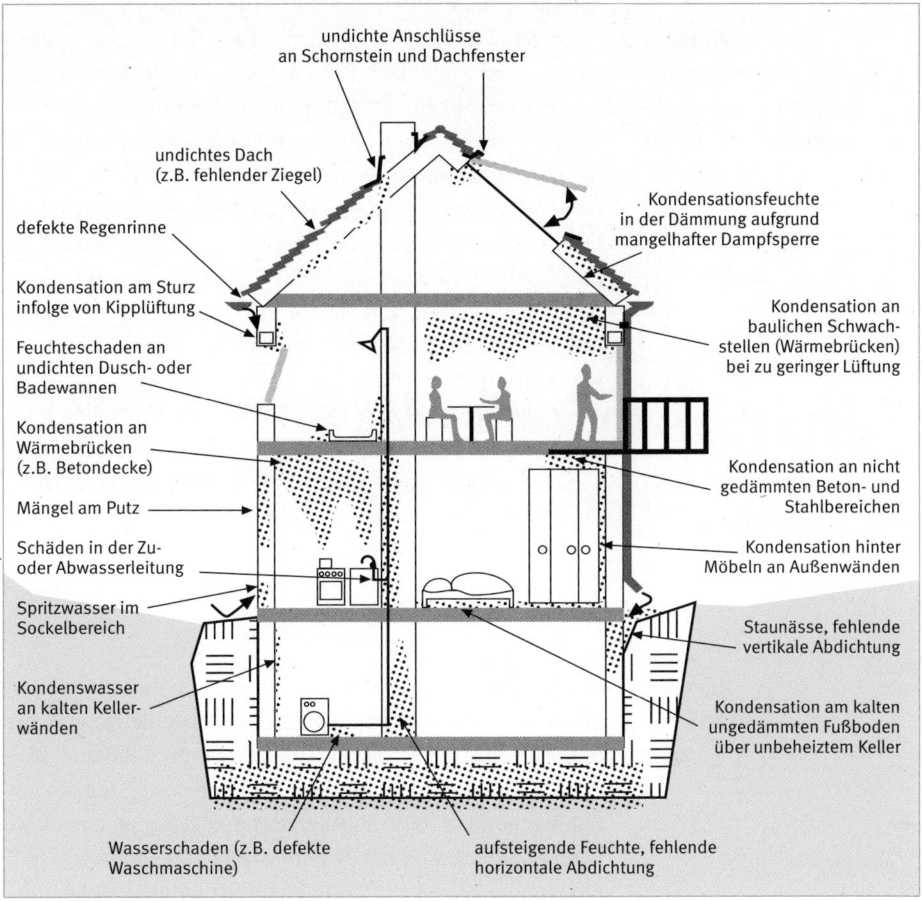

Ursachen für Feuchteschäden

Schimmelpilze und Gesundheitsgefahren

Die gesundheitliche Gefährdung durch Schimmelpilze ist bisher noch unzureichend erforscht. In Einzelfällen können sie jedoch ohne Zweifel zu Beschwerden führen. Sie treten in Wohnungen mit Feuchteschäden deutlich häufiger auf als in anderen.

Zusammenhänge zwischen Feuchteschäden und Gesundheitsbeschwerden

In feuchten Baumaterialien vermehren sich vor allem solche Schimmelpilze, die in einem mittleren Temperaturbereich von 20° bis 30° C optimal, bei Körpertemperatur jedoch nicht wachsen können. Seltener treten Arten auf, die unter bestimmten Bedingungen auch menschliches Gewebe besiedeln können. Die gefährlichsten bilden sehr kleine Sporen, die tief in die Lunge eingeatmet werden, dort wachsen und Giftstoffe abgeben. Die schwerwiegenden Folgen reichen von allergischen Reaktionen, Husten, Fieber und Schwäche bis hin zu Symptomen einer Lungenentzündung.

Viele Schimmelpilzarten bilden die für Menschen giftigen Mykotoxine. Während einige davon relativ unspezifische Symptome, wie Kopfschmerzen, Übelkeit, Gedächtnisstörungen oder häufige Infektanfälligkeit verursachen, können andere sogar Krebs auslösen.

Wirkungen auf den Menschen

Allergien
Infektionen
Gifte

Die häufigsten Auswirkungen von Schimmelpilzen auf den Menschen sind allergische Reaktionen und Reizungen. Sie haben oft unspezifische Symptome, wie zum Beispiel Bindehaut-, Hals- und Nasenreizungen oder auch Husten, Kopfweh und Müdigkeit. Allergische Reaktionen auf Schimmelpilze sind bei sensibilisierten Personen (ca. fünf Prozent der Bevölkerung) bereits durch geringe Belastungen möglich. Die häufigsten Symptome sind Heuschnupfen und Asthma. Sie können bereits innerhalb von Minuten auftreten. Ausgelöst werden sie durch das Einatmen von, oder Hautkontakt mit lebenden oder toten Schimmelpilzbestandteilen. Untersuchungen auf das Vorliegen einer Sensibilisierung gegen bestimmte Schimmelpilze werden dadurch erschwert, dass nur für wenige der vielen verschiedenen Schimmelpilzarten Testextrakte existieren.

In seltenen Fällen können einige Arten bei bestimmten Risikogruppen Infektionen verursachen, so genannte Mykosen. Vor allem immungeschwächte Menschen sind besonders gefährdet, zum Beispiel nach einer Organtransplantation oder HIV-Patienten.

Die Wirkungen von Schimmelpilzgiften auf den Menschen sind im Wesentlichen aus dem Lebensmittelbereich bekannt. Die meisten Untersuchungen beziehen sich daher auf Vergiftungen durch Einnahme von relativ hohen Giftkonzentrationen über den Mund (oral). Es wird angenommen, dass Pilzgifte bei der Aufnahme über die Atmungsorgane eine demgegenüber deutlich stärkere Wirkung haben.

Grenz- und Richtwerte

Keine Grenzwerte für Schimmel

Trotz aktueller Empfehlungen der nationalen Gesundheitsbehören sowie einer Empfehlung der Weltgesundheitsorganisation (WHO) von 1990 gibt es bis heute keine verbindlichen Grenz- oder Richtwerte für Schimmelpilzbelastungen. Das liegt unter anderem daran, dass die Auswirkungen von Schimmelpilzen sehr stark von der individuellen immunologischen Konstitution abhängen und die spezifischen Wirkungen einzelner Schimmelpilze nicht bekannt sind. Unumstritten ist jedoch, dass Schimmelpilze ein vermeidbares Risiko darstellen (☞ „Zum Weiterlesen / Schimmel“).

Schadensaufnahme und Bewertung

Wie kann Schimmelbefall erkannt werden?

In vielen Fällen macht sich der Schimmelbefall durch farbige Flecken bemerkbar (meist schwarz oder grau bis grün, gelegentlich auch gelb oder sogar rot). Solche Hinweise können bereits vom Laien erkannt werden.

Beim Fehlen sichtbarer Hinweise können mit Hilfe von Thermometer und Hygrometer erste Untersuchungen an kritischen Bauelementen vorgenommen werden. An der Oberfläche von feuchten Materialien ist häufig eine relative Luftfeuchte von über 70 % messbar. Ausgeprägte Wärmebrücken können durch Temperaturmessung erkannt werden. Häufig tritt Kondensationsfeuchtigkeit an Wandbereichen auf, deren Temperatur unter 10° C liegt. Neben unzureichender Dämmung oder Heizung kommen als weitere Ursachen für kalte Wände u. a. aufsteigende Feuchtigkeit, Haarrisse in Wasserleitungen oder auch fehlerhafte Silikonfugen in Küche oder Bad in Frage.

Hilfe von Fachleuten

In unklaren Fällen sollten Sie unbedingt bei ausgewiesenen Fachleuten (Gesundheitsämter, Bausachverständige) Rat suchen. Mittlerweile gibt es spezielle Schulungen für Bausachverständige und Schimmelpilz-Zertifizierungen für Analyselabore. Vor einer Beauftragung sollten Sie nach Zertifikaten und Bescheinigungen fragen.

Um Schimmelpilzvorkommen umfassend beurteilen zu können, ist eine Vor-Ort-Begehung durch eine fachlich qualifizierte Person erforderlich. Dabei werden professionelle Feuchte- und Temperaturmessgeräte eingesetzt. In schwierigen Fällen kann auch ein Schimmelspürhund auf einen verdecktem Befall hinweisen. Diese Hunde müssen wie alle Spürhunde intensiv trainiert und regelmäßig nachtrainiert werden. Seriöse Gutachter lassen zur Absicherung eines Verdachts stets Materialproben in einem Labor auf mikrobiellen Befall überprüfen, bevor sie mögliche Sanierungsmaßnahmen empfehlen.

Messen der Schimmelbelastung

In der Tabelle werden einzelne Methoden nach ihrer Eignung bei unterschiedlichen Schadenshinweisen bewertet. In einigen Fällen sind mehrere Methoden möglich. Der Umfang einer Untersuchung sollte auch von ihrem Zweck abhängig gemacht werden, zum Beispiel ob etwa eine gerichtliche Auseinandersetzung geführt werden soll oder ob die Untersuchungen lediglich zur eigenen Vergewisserung veranlasst werden.

Schadenshinweis	Materialprobe	Luftkeimmessung	Gesamt sporensammlung (Luft)	MVOC	Staub	Aufwändige Quellensuche (Feuchtigkeitsmessungen, Spürhund etc.)
Sichtbarer Schimmelbefall	++	+	+	–	+	–
Geruch ohne sichtbaren Befall	+	+	+	+	+	++
Materialfeuchte ohne sichtbaren Befall	++	+	–	+	+	+
Problemkonstruktion	+	++	++	++	+	+
Gesundheitliche Beschwerden ohne Hinweise auf Feuchtigkeit oder Befall*	+	++	++	++	+	++

(**++**) empfohlen, (**+**) ergänzende Methode, (**–**) in der Regel nicht erforderlich
* nach Absprache mit einem Umweltmediziner

Verwendung von Nachweismethoden in Abhängigkeit von Belastungen

Mikroskopische Untersuchungen

Welche Methoden sind wann sinnvoll?

Mikroskopische Untersuchungen werden für die Beurteilung von Pilzen in Material- und Luftproben eingesetzt. Sichtbare farbige sowie helle pelzige Beläge können mit dieser Methode eindeutig als Pilzstrukturen erkannt und von Farbstoffen oder Verunreinigungen unterschieden werden. Außerdem kann nur so bestimmt werden, ob die

Schimmelpilzfäden tatsächlich auf dem Material gewachsen und nicht auf andere Weise darauf gelangt sind.

Kultivierungsmethoden

Für eine genaue Artenanalyse des Schimmels ist häufig die Kultivierungsmethode (Anzüchtung) notwendig. Auch bei relativ geringem Schimmelpilzwachstum ist dieser Nachweis besser geeignet als der mikroskopische. Die einfachste Kultivierungsmethode ist der direkte Abklatsch von Materialoberflächen auf Nährmedien zur qualitativen Bestimmung der vorhandenen Pilzarten. Wesentlich aufwändiger ist ein Kultivierungsverfahren, bei dem sowohl eine qualitative als auch quantitative Aussagen möglich sind. Letztere sind vor allem notwendig, wenn es darum geht, einen Befall gegenüber der allgemeinen Hintergrundbelastung abzugrenzen bzw. die Stärke des Befalls einzuschätzen.

Luftuntersuchungen

Zur Einschätzung der aktuellen Belastungssituation sind Luftuntersuchungen sowohl auf lebende (Luftkeimuntersuchung; Kultivierungsmethode) als auch auf tote Schimmelpilze (Gesamtsporensammlung; mikroskopische Methode) geeignet. Sie sind besonders dann sinnvoll, wenn zwar keine Schimmelschäden sichtbar sind, aufgrund von muffigem Geruch, bauphysikalischen Auffälligkeiten oder gesundheitlichen Beschwerden jedoch deutliche Hinweise auf eine Belastung vorliegen. Für die Beurteilung von Raumluftuntersuchungen müssen immer zusätzlich vergleichende Messungen der Außenluft vorgenommen werden.

Bei allen – zum Teil sehr unterschiedlichen – Sammelgeräten für Luftuntersuchungen, die je nach Situation vom Probenehmer eingesetzt werden, muss die Zahl der Sporen pro Kubikmeter Luft ablesbar sein. Die verbreitete

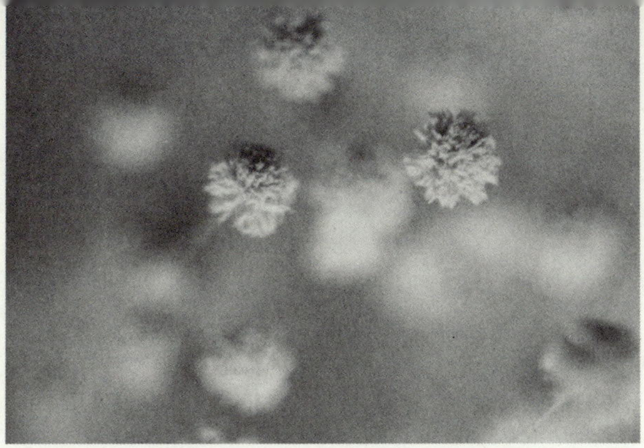

Aspergillus tamarii (100-fache Vergrößerung)

Methode, für eine bestimmte Zeit offene Schalen mit Nährsubstrat aufzustellen, ist nicht dazu geeignet, den Umfang einer Schimmelpilzbelastung zu erfassen.

Staubproben

Staubproben werden zur Ermittlung von solchen Schimmelpilzgehalten und Pilzgiftkonzentrationen genommen, die zwar aus Feuchteschäden stammen, sich jedoch bereits in der Wohnung verteilt haben. Sie können zwar Hinweise auf eine vorliegende Belastung geben, ermöglichen aber nur selten die Lokalisation eines Schadens. Anders als bei Luftproben, mit denen die aktuelle Belastungssituation erfasst wird, dient die Untersuchung von Staubproben dazu, die Belastungsdauer bzw. -stärke einzuschätzen. Je größer die Pilzsporenkonzentration im Staub ist, desto länger dauert die Belastung an bzw. desto stärker ist die Schimmelpilzfreisetzung.

Chemische Analysen

Mit chemischen Analysen werden Schimmelpilzgifte in Materialien und die flüchtigen Verbindungen aus Schimmelpilzen (MVOCs) identifiziert. Im Gegensatz zu Sporen können diese Verbindungen auch Materialien durchdringen. MVOC-Untersuchungen eignen sich daher besonders dafür, Hinweise auf verdeckte Schäden zu erhalten. In unklaren Fällen kann mit einer MVOC-Untersuchung auch überprüft werden, ob ein Geruch tatsächlich von Schimmelpilzen stammt.

Vorgehen bei einer Sanierung

Für eine erfolgreiche Sanierung müssen zunächst die Ursachen des Schadens ermittelt werden. Von ihnen hängt es ab, ob bzw. welche baulichen Maßnahmen notwendig sind und inwieweit die Nutzer ihr Verhalten ändern müssen. Allgemein gültige Maßnahmen können daher nur für die Beseitigung von Schimmelbelägen gegeben werden. Sie müssen den örtlichen Gegebenheiten angepasst sein.

Eine Sanierung gliedert sich in mehrere Schritte:

1. *Sofortmaßnahmen zur Eindämmung der Sporenausbreitung*
2. *Ursachenanalyse und ggf. -beseitigung*
3. *Vorbereitende Arbeiten im Sanierungsbereich*
4. *Entfernung befallenen Materials*
5. *Ggf. Trockenlegung von betroffenen Bereichen*
6. *Wiederaufbau der sanierten Fläche*
7. *Sanierungskontrolle*

Bei starkem Befall: Fachfirma einschalten

Grundsätzlich gilt: Je stärker der Schimmelpilzbefall, desto eher empfiehlt es sich, die Sanierung von einer Fachfirma vornehmen zu lassen. Fachleute für die Sanierung von Schimmelpilzschäden können am besten beurteilen, welche Sicherungsmaßnahmen gegen eine weitere Ausbreitung getroffen werden müssen. Infrage kommen Firmen, die mit der Sanierung schimmelpilzbefallener Innenräume vertraut sind und die entsprechende Referenzobjekte vorweisen können. Zusätzlich sollten die Firmen anhand von Zertifikaten die Teilnahme an fachgemäßen Lehrgängen vorweisen können. Auch bei relativ kleinen Schäden mit Flächen, kleiner als ein halber Quadratmeter, ist professionelle Beratung durchaus sinnvoll. Bereits hier sind nämlich bestimmte Schutzvorkehrungen zu beachten. Insbesondere sollten Allergiker und Menschen mit einem geschwächten Immunsystem nie eine Schimmelbeseitigung durchführen oder auch nur bei den Sanierungsarbeiten anwesend sein!

Kleine Sanierungsarbeiten in Eigenregie

Auch bei kleinen Schäden Sicherheitsmaßnahmen beachten!

Schimmelschäden mit Flächen von weniger als einem halben Quadratmeter können häufig selbst saniert werden. Voraussetzung dafür ist, dass die Ursache bekannt ist und abgestellt werden kann. Trotz des insgesamt geringeren Aufwands muss Schutzbekleidung getragen werden (☞ Abschnitt „Schutzbekleidung"). Der Schadensbereich sollte durch weit geöffnete Fenster gut belüftet und während der Sanierungsarbeiten gegenüber den übrigen Wohnräumen dicht verschlossen bleiben. Um die Pilzsporen kurzfristig zu binden, muss der Befall zunächst mit 70- bis 80-prozentigem Alkohol eingesprüht werden (Brandschutz beachten!). Außerdem sterben durch diese Behandlung oberflächliche Pilzgeflechte und Sporen ab. Befallene Tapeten können dann mit normaler Wandfarbe überstrichen werden. Die Sporen bleiben so während der weiteren Arbeiten gebunden. Anschließend müssen die Pilzbeläge durch Ablösen der betroffenen Tapetenbereiche bzw. Reinigung des Wandbereichs entfernt werden. Wände unter verschimmelten Tapeten müssen nach deren Entfernung ebenfalls mit dem Alkohol eingesprüht werden. Vorsicht bei Verlegeplatten, Fußleisten oder Wandplattenmaterialien, wenn diese oberflächlich nur kleine Schäden aufweisen! Häufig wird der eigentliche Schaden erst durch den Ausbau der Materialien freigelegt.

Schimmel niemals trocken entfernen!

Achtung: Schimmelpilzschäden dürfen nicht trocken entfernt werden! Reiben oder Bürsten setzt sehr viele Sporen frei, die sich in der gesamten Wohnung verteilen können. Auch die Verwendung von Haushaltsstaubsaugern ohne sporenrückhaltenden Filter ist nicht sinnvoll.

Häufig sind die Sporen so klein, dass sie direkt wieder in die Raumluft geblasen werden. Vor dem Wiederaufbau muss der bearbeitete Bereich unbedingt vollständig trocknen.

Sanierungsmaßnahmen bei großen Schäden – Schritt für Schritt

Schritt 1: Sofortmaßnahmen ergreifen

Vor Beginn der eigentlichen Sanierung sind meist Sofortmaßnahmen notwendig, um die Auswirkungen des Schadens vorläufig zu mindern. Bei sichtbaren Schäden mit starker Sporenbildung kann man die Sporenfreisetzung entweder durch eine luftdicht befestigte Folie oder durch den Aufbau provisorischer Wände aus Dachlatten mit einer ebenfalls dicht schließenden Folie verringern. Derartige „Abkofferungen" sind allerdings nur ein kurzzeitiges Provisorium, zumal unter der Folie das Pilzwachstum weiter geht. Das Abtöten der Pilze allein reicht jedenfalls nicht aus, da auch tote Pilzsporen gesundheitliche Beschwerden verursachen können (☞ Abschnitt „Wirkungen von Schimmelpilzen auf den Menschen"). Werden verdeckte Schäden vermutet, so kann gesundheitlichen Beschwerden häufig nur dadurch sinnvoll vorgebeugt werden, dass der entsprechende Raum bis zur Sanierung entweder nicht mehr genutzt und/oder intensiv gelüftet und zu den übrigen Räumen hin verschlossen wird.

Schritt 2: Ursachen analysieren

Bevor mit der Entfernung des Schimmelschadens begonnen wird, muss zunächst die Ursache des Befalls geklärt und behoben werden. Andernfalls kann bereits nach kurzer Zeitspanne ein ähnlicher Schaden wieder entstehen. Insbesondere bei schwerwiegenden Baumängeln (☞ Abschnitt „Baufehler") können zeitaufwändige Baumaßnahmen erforderlich werden.

⇢ Schritt 3: Schutzbekleidung anlegen

Die Arbeiten im Sanierungsbereich müssen mit Schutzbekleidung durchgeführt werden. Die Standardausrüstung besteht aus einem Mundschutz gegen das Einatmen der Sporen (P2-Maske), einer Schutzbrille gegen allergische Reaktionen im Auge sowie staubdichter Kleidung und Handschuhen. Die mit Pilzsporen behaftete Kleidung darf nur im Sanierungsbereich getragen und muss nach der Arbeit gewechselt werden.

⇢ Schritt 4: Sanierungsbereich vorbereiten

Bei größeren bereits länger andauernden Schäden haben sich große Mengen an Sporen auf den Gegenständen im Raum abgelagert. Soweit möglich, sollten daher alle transportablen Gegenstände zwecks Entkeimung in ein Zwischenlager gebracht werden, ohne dabei die Sporen im Gebäude zu verteilen. Eine Reinigung vor Ort ist häufig nicht ratsam, weil dabei große Sporenmengen freigesetzt werden können. Die betroffenen Bereiche müssen vor der Sanierung staubdicht zum übrigen Wohnungsbereich abgeschottet werden. Dazu werden Folientrennwände errichtet. Professionelle Sanierungsunternehmen arbeiten innerhalb der Abschottung unter Unterdruckbedingungen, um ein Verdriften von Sporen zu vermeiden.

⇢ Schritt 5: Befallenes Material entfernen

Von Schimmelpilz befallene Baumaterialien sollten möglichst staubarm ausgebaut und entsorgt werden. Eine oberflächliche Reinigung von Baumaterialien, wie Tapeten, Gipskartonplatten oder Spanplatten, führt meist nicht zum Erfolg. Zum einen werden dabei nur die raumseitigen Oberflächen erfasst, während die Rückseiten oft noch stärker von Schimmel bewachsen sind. Zum anderen wird der Feuchtegehalt der Materialien meist unterschätzt, so dass sich bereits nach wenigen Tagen erneut Schimmel bilden kann. Oberflächliche Schäden am Putz beseitigen Profis unter Verwendung eines Industriestaubsaugers mit sporenrückhaltendem HEPA-Filter (K1- bzw. H-Sauger) oder sie flammen sie mit einem Gasbrenner ab. Bei besonders starkem Befall oder wenn durchgehende Fugenrisse vorhanden sind, muss der gesamte Putz abgeschlagen und erneuert werden. Auch andere Baustoffe sowie Materialien, die sich nicht entfernen lassen, sollten mithilfe eines Industriestaubsaugers mit sporenrückhaltendem HEPA-Filter abgesaugt werden. Die behandelten Flächen müssen anschließend – soweit möglich – mit einem Vernetzer oder Farbanstrich beschichtet werden, um Sporen zu binden.

Befallene Polsterungen und Raumtextilien können häufig nicht ausreichend gereinigt werden. Die Pilzfäden sind mit den Textilien verwoben und auch die Sporen können nur schwer aus den Materialien entfernt werden. Durch eine Behandlung mit Hitze, Gamma-Strahlung oder Begasung können zwar die Pilze abgetötet werden, viele Sporen und Pilzfäden würden jedoch im Material verbleiben. Häufig bleiben deshalb auch nach einer Reinigung anhaltende Geruchsbelästigungen und sogenannte Stockflecken zurück. Meist dürfte hier die Entsorgung die günstigste Lösung sein. Bei glatten Oberflächen wie Metall, Glas oder Keramik genügt dagegen meist eine gründliche Reinigung mit Haushaltsreiniger. Stühle, Schränke sowie andere Gegenstände, mit denen man in engen Kontakt kommt, sollten aus hygienischen Gründen zusätzlich mit 70- bis 80-prozentigem Alkohol desinfiziert werden.

Schritt 6: Betroffene Bereiche trockenlegen

Nach der Entfernung des befallenen Materials müssen die verbleibenden Materialien ggf. getrocknet werden. Die einfachste Methode ist die Fensterlüftung. Sie ist vor allem im Winter wirkungsvoll. Effektiver und schneller

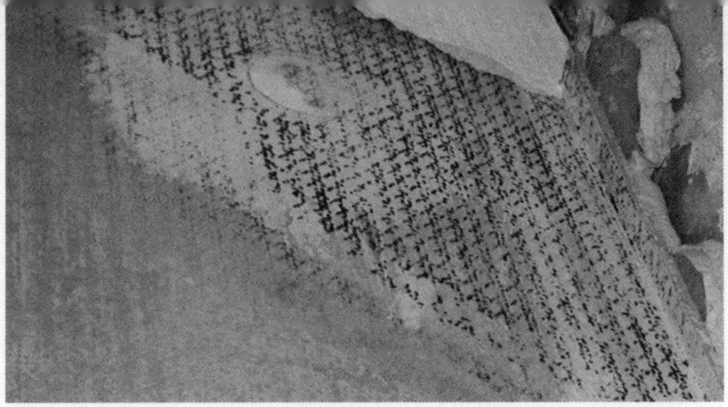

Wasserschaden: Schimmelbefall auf Gipskartonplatte

sind professionelle Trocknungen. Sie sind insbesondere bei einem neu entstandenen Schaden sinnvoll, wenn die Feuchtigkeit möglichst schnell aus Wänden oder Fußböden entfernt werden soll. Schwierigkeiten bereitet vor allem die Trocknung von Bodenaufbauten, bei denen der Estrich „schwimmend“ verlegt wurde. Darunter befindliche Feuchtigkeit führt praktisch immer zu Schimmelschäden, wenn nicht innerhalb kurzer Zeit eine professionelle Trocknung erfolgt. Bei der Trocknung älterer Estrichschäden muss überprüft werden, ob sich der Schimmel nicht bereits großräumig ausgebreitet hat. In diesen Fällen ist der Abbruch des Estrichs die beste Lösung. Unbedingt sollten Vorsichtsmaßnahmen ergriffen werden, damit nicht während des Trocknungsverfahrens, bei dem der Estrich mit Luft durchspült wird, größere Mengen an Sporen in die Raumluft gelangen.

Schritt 7: Sanierte Flächen wieder aufbauen

Der Wiederaufbau der sanierten Flächen ist der richtige Zeitpunkt, einem erneuten Schimmelbefall vorzubeugen. Günstig wirkt sich die Verwendung mineralischer Anstrichstoffe aus. Sie bieten dem Schimmelpilz schlechte Wachstumsbedingungen. Organische Materialien, wie Kunststoffe und Lacke, können dagegen das Pilzwachstum fördern. Sie verschließen die Poren der Wand und verringern so ihre Fähigkeit zum Feuchteaustausch (Diffusionsfähigkeit). Kurzzeitige hohe Feuchtigkeiten (Küche, Bad) können dann nicht von den Wandoberflächen aufgenommen werden, sondern kondensieren an kalten Wandbereichen aus. Bei besonders anfälligen Außenwänden im Altbau ist es das Beste, auf Tapeten sogar ganz zu verzichten und lediglich einen alkalischen nährstoffarmen Kalkputz zu verwenden. Auf keinen Fall sollten in diesen Bereichen Gipskartonplatten oder andere Gipsputze verwendet werden, da diese Materialien relativ leicht von Schimmel befallen werden. Als Anstriche bieten sich Silikat- oder Silikatdispersionsfarben an. Sie sind wenig schimmelanfällig und beeinträchtigen nicht die Diffusionsfähigkeit. Bei der Fußbodensanierung ist darauf zu achten, dass Zementestrich mindestens 28 Tage lang aushärten und ausreichend getrocknet werden muss, bevor ein Bodenbelag verlegt werden darf. Auch frisch verputzte Wände sollten erst dann tapeziert werden, wenn sie getrocknet sind.

Schritt 8: Sanierungserfolg kontrollieren

Insbesondere wenn die Schäden sehr groß waren, sollte nach Abschluss der Maßnahmen der Sanierungserfolg kontrolliert werden. Der Nachweis von Schimmelpilzbestandteilen in der Raumluft eignet sich zur Feststellung auf Anzeichen von wieder oder weiterhin vorhandenem Schimmel. Dazu sind vergleichende Außenluftmessungen notwendig. Der Nachweis von MVOC nach einer Sanierung ist dagegen nicht sinnvoll, da die Verbindungen sich an Baumaterialien angelagert haben können, von denen sie nur langsam wieder abgegeben werden (Sekundärquellen; ☞ Kapitel „VOC“).

Auf jeden Fall muss kontrolliert werden, ob die Feuchte des betroffenen Bereichs – nicht nur an der Oberfläche – auf ein unbedenkliches Maß zurückgegangen ist und ob etwa neue Schadensstellen aufgetreten sind. Schließlich müssen gegebenenfalls die Bewohner dazu angehalten werden, mit ihrem zukünftigen Nutzungsverhalten einem erneuten Schimmelpilzbefall vorzubeugen (☞ Abschnitt „Vorbeugende Maßnahmen gegen Schimmel“).

Chemische Mittel zur Schimmelbekämpfung

Pilzabtötende Mittel meist nicht hilfreich

Die Beseitigung des Schimmelpilzes mit Hilfe fungizider (pilzabtötender) Präparate ist häufig die schlechteste aller Lösungen. Sie wird von den meisten Experten nur in wenigen Ausnahmefällen empfohlen. Zum einen haben die Mittel oft nur eine zeitlich begrenzte Wirkung (ca. ein bis zwei Jahre). Zum anderen stellen sie eine zusätzliche gesundheitliche Belastung dar (☞ Kapitel „VOC“ und „Allergien“). Außerdem reicht das bloße Abtöten der Pilze nicht aus, da auch abgetötete Schimmelpilze bei empfindlichen Personen gesundheitliche Beschwerden sowie anhaltende Geruchbelästigungen verursachen können. In Ausnahmefällen können Fungizide als Sofortmaßnahme zur mittelfristigen Unterdrückung von Schimmel angewendet werden, wenn die Schimmelbildung nicht anders verhindert werden und eine Sanierung nicht unmittelbar erfolgen kann.

Kurzfristig wirksam: hochprozentiger Alkohol

Die Bekämpfung von Schimmelpilzen an typischen Feuchteschäden, wie zum Beispiel aufgrund von Kondensationsfeuchte oder aufsteigender Feuchtigkeit, ist die Trocknung der befallenen Materialien. Für die kurzzeitige Sporenreduktion eignet sich am besten 70- bis 80-prozentiger Alkohol. Er wird zerstäubt, um die Pilzsporen und das Fadengeflecht zu benetzen und die Verwirbelung von Sporen vorübergehend zu unterdrücken. Hochprozentiger Alkohol tötet die benetzten Pilzstrukturen zugleich ab. Während der Tätigkeit muss auf eine sehr gute Lüftung und den Brandschutz geachtet werden. Zündquellen können neben offenem Feuer auch zum Beispiel Funkensprünge in ungeschützten Elektroschaltern sein! Die häufig gegen Schimmelpilze eingesetzte Essigessenz eignet sich lediglich zur Reinigung von glatten, massiven Materialien wie Glas, Fliesen oder Keramik. Auf kalkhaltigen Wänden wird dagegen die Säure schnell neutralisiert und verliert dadurch ihre pilzhemmende Wirkung.

Vorbeugende Maßnahmen gegen Schimmel

Relative Luftfeuchtigkeit nicht über 60 %

Bereits die Luftfeuchtigkeit, die durch die Anwesenheit der Bewohner und ihre alltäglichen Aktivitäten entsteht, muss mehrmals am Tag durch Lüften nach draußen abgeführt werden. Die relative Luftfeuchtigkeit im Gebäude sollte während der Heizperiode dauerhaft unter 60% liegen. Zur ihrer Kontrolle kann ein Hygrometer verwendet werden.

Türen zwischen kalten und warmen Räumen schließen

Weil warme Luft mehr Wasser aufnehmen kann als kalte, ist es wichtig, alle Innenräume ausreichend zu beheizen. Richtwerte sind 19 bis 21°C in Wohn- und 16 bis 18°C in Schlafzimmern. Um Kondensation und daraus folgende Schäden zu vermeiden, sollten die Türen zu kalten Räumen geschlossen bleiben.

Täglich mehrmals gründlich querlüften

Der nötige Luftaustausch sollte mehrmals täglich durch Stoßlüftung erfolgen. Dafür werden (am besten gegenüberliegende) Fenster für etwa fünf bis fünfzehn Minuten weit geöffnet. Besonders wichtig ist regelmäßiges Lüften in Gebäuden mit gut isolierten und dicht schließenden Fenstern.

Beim Kochen und Duschen Türen geschlossen

Lüftung mit gekippten Fenstern ist dagegen beim Abführen der Luftfeuchtigkeit wenig effektiv und führt im Winter zu einer starken Abkühlung im Bereich der Fensterstürze, so dass es dort zur Kondensation kommen kann. Während des Kochens sollte man lüften oder den Dunstabzug einschalten. Dieser verringert jedoch nur dann die Luftfeuchtigkeit, wenn er die Luft ins Freie abführt. Nach dem Duschen muss ebenfalls intensiv nach draußen gelüftet werden. Wasserpfützen auf Fliesen sollten mit einem Gummiwischer abgezogen werden.

Bei kühlem Wetter lüften

Am effektivsten ist die Lüftung bei kalter Außenluft. Selbst das Lüften an kalten Regentagen vermindert Luftfeuchtigkeit im Innenraum. Eine Lüftung im Sommer ist dagegen nur dann effektiv, wenn die Temperatur innerhalb des Gebäudes höher liegt als die Außentemperatur (besonders nachts). Deshalb ist auch die Lüftung von Kellern – die im Sommer meist kälter sind als die Außenluft – im Sommer kontraproduktiv.

Übermäßige Feuchtigkeit vermeiden

Wer in seiner Wohnung bereits ein Feuchtigkeitsproblem hat, sollte auf eine große Zahl von Grünpflanzen verzichten. Pflanzen verdunsten viel zusätzliche Feuchtigkeit. Vor allem im Schlafzimmer sind Grünpflanzen problematisch. Ein häufiger Fehler ist unter diesen Umständen auch das Trocknen von Wäsche in der Wohnung. In Problemwohnungen sollte auch auf Aquarien, Zimmerspringbrunnen oder andere Luftbefeuchter verzichtet werden.

Die Wohnung zweckmäßig einrichten

Bei der Einrichtung der Wohnung sollten Sie darauf achten, dass die Luft hinter Möbeln, Vertäfelungen usw. frei zirkulieren kann. Auf keinen Fall sollten in der Ecke des Raumes oder an kalten Außenwänden größere Möbel aufgestellt werden. Bei kleineren Möbeln ist ein Abstand zur Wand von mindestens fünf Zentimetern ratsam. Schwere Gardinen haben eine ähnliche Wirkung wie große Möbel.

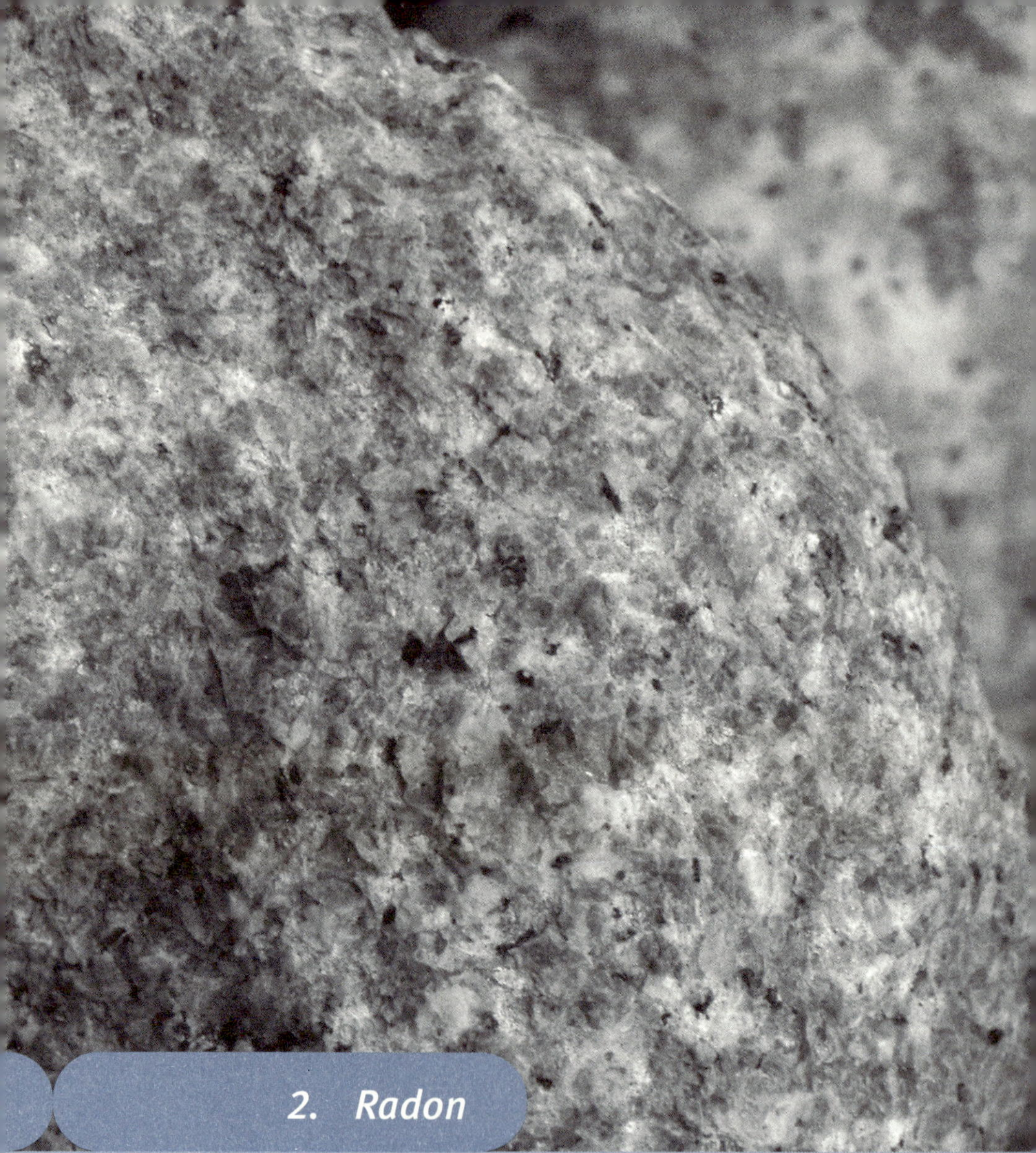

2. Radon

Radon ist natürlichen Ursprungs, kommt aus dem Untergrund und dringt unbemerkt in Keller und Untergeschosse ein. Unsichtbar, geruch- und geschmacklos ist das schwerste Edelgas unter den chemischen Elementen, das wegen seiner Radioaktivität für einen nicht unerheblichen Teil der Lungenkrebserkrankungen in Deutschland verantwortlich gemacht wird.

Was ist Radon?

Radon – ein radioaktives Gas

Fast alle Gesteinsarten auf der Erde enthalten in geringen Mengen die natürlichen radioaktiven Stoffe Uran und Thorium. Sie zerfallen in andere, ebenfalls radioaktive Stoffe, nämlich Radium und Thorium. Diese wiederum zerfallen in Radon (chemisches Zeichen: Rn 222) und Thoron (Rn 220). Beides sind radioaktive Gase. Wenn der Untergrund porös ist und das Mauerwerk eines Hauses Risse aufweist, können sie eindringen und sich dort ansammeln. Enthält das Untergrundgestein viel Radium und Thorium, wie das typischerweise bei Granit (☞ Bild links) der Fall ist, so kann sich im Haus eine gesundheitlich bedenkliche Konzentration von Radon und Thorongas entwickeln. Insbesondere das Radon ist in höheren Konzentrationen gesundheitsschädlich.

Gesundheitsrisiken durch Radon

Radon verursacht Lungenkrebs

Mithilfe einer großen Zahl von Untersuchungen wurde eine Konzentration von durchschnittlich 50 Becquerel pro Kubikmeter Raumluft (Bq/m^3) für Wohnungen in Deutschland ermittelt. Die damit verbundene Strahlenbelastung der Bevölkerung beträgt im Durchschnitt ein Millisievert pro Jahr, das ist ein Viertel der gesamten Strahlenbelastung. Das gesundheitliche Risiko der deutschen Bevölkerung, durch Radon Lungenkrebs zu bekommen, beträgt 7 % bezogen auf alle Fälle von Lungenkrebs. Über 90 % sind allerdings auf das Rauchen zurückzuführen.

Die Radonkonzentration im Freien liegt im Bereich zwischen 10 und 20 Bq/m^3, also niedriger als im Mittel in Wohnungen. Regelmäßiges Lüften verbessert also die Radonsituation im Haus.

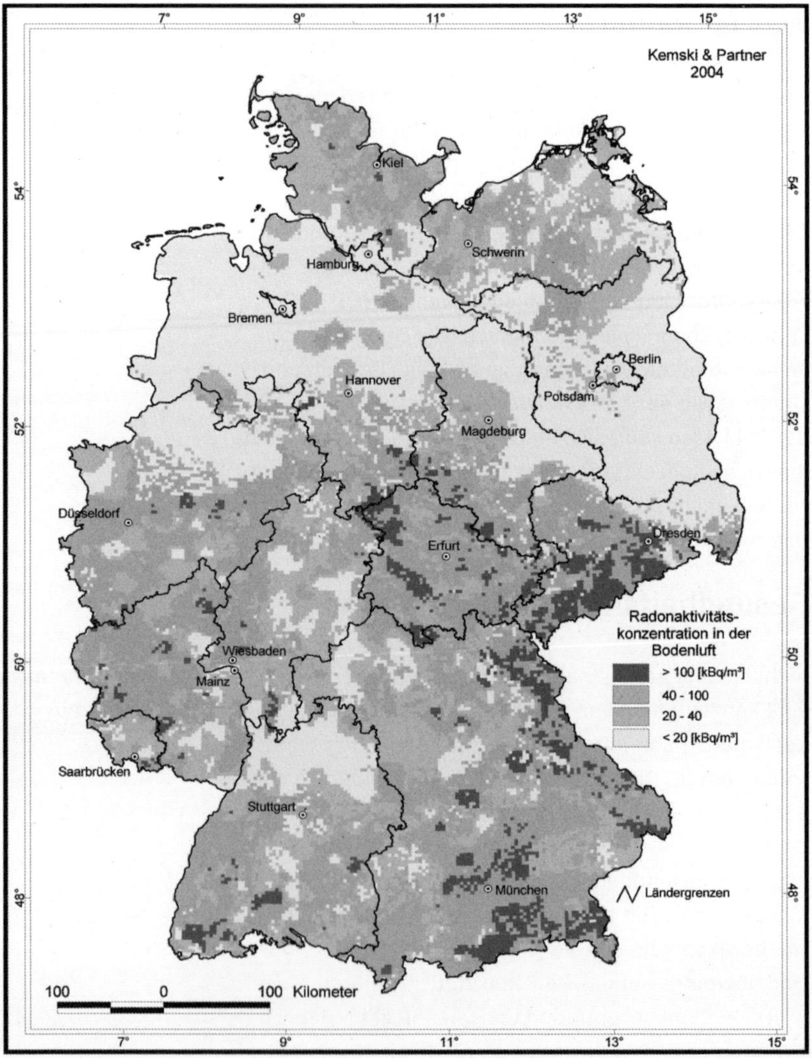

Radonkonzentration im Boden in der Bundesrepublik Deutschland

Übersicht über die Radonkonzentration in der Bodenluft in 1 m Tiefe auf der Datenbasis von September 2003

Radon in der Bundesrepublik Deutschland

Da Radon im Wesentlichen aus dem Boden kommt, hat das Bundesumweltministerium bundesweit die unterschiedlichen geologischen Formationen hinsichtlich ihrer Radonkonzentration in der Bodenluft untersuchen lassen. Dadurch ist die Verteilung des Radons im Boden auf dem Gebiet der Bundesrepublik Deutschland recht gut bekannt (siehe Abbildung links).

Die Karte zeigt vier Konzentrationsbereiche von Radon im Boden. Der Erste stellt Konzentrationen von bis zu 20.000 Bq/m³ (oder 20 kBq/m³) dar. Hier tauchen nur sehr selten erhöhte Radonwerte in Wohnungen auf. Der zweite Bereich umfasst die Radon-Boden-Konzentrationswerte von 20.000 Bq/m³ bis 40.000 Bq/m³ (oder 20–40 kBq/m³), der Dritte zwischen 40 und 100 kBq/m³. Der vierte – für den Radonschutz besonders wichtige Bereich – weist Gebiete mit Werten von mehr als 100.000 Bq/m³ aus.

Radon tritt hauptsächlich in den Mittelgebirgen auf

Die Karte macht deutlich, dass die Radonvorkommen regional sehr unterschiedlich sind und schwerpunktmäßig in den Mittelgebirgen liegen.

Die Radonkonzentrationen in Wohnungen variieren in Abhängigkeit von den örtlichen geologischen Bedingungen im Bereich von wenigen Bq/m³ bis zu einigen 1.000 Bq/m³ und erreichen in Extremfällen einige 10.000 Bq/m³. (Mittelwert in Deutschland: 50 Bq/m³). Wie hoch die Radonkonzentration in einer Wohnung ist, hängt einerseits von dem im Untergrund vorhandenen Radon, andererseits in sehr starkem Maße von der Durchlässigkeit des Mauerwerks des Kellers gegenüber diesem Gas ab. Erhöhte Werte in den Wohnungen sind insbesondere dort zu erwarten, wo die Radonkonzentration mehr als 100 kBq/m³ im Boden beträgt. In diesen Gebieten sollte man – jedenfalls bei älteren Häusern – an eine Messung denken. Da Radon geruch-, geschmack- und farblos ist, schafft nur sie Klarheit über die tatsächliche Situation.

Wie wird Radon gemessen?

Radon kann man selbst messen

Es gibt einfach zu handhabende, passive Messgeräte (Radon-Dosimeter) in der Gestalt von Plastikdosen. Sie sind zwar preiswert, zeigen aber nicht unmittelbar die Radonkonzentration in der Raumluft an. Die Auswertung der Messung und die Benachrichtigung der Hausbewohner muss durch die Messstelle erfolgen, welche auch die Dosimeter zur Verfügung stellt. Radon-Dosimeter sollten nur von anerkannten Messstellen bezogen werden. Eine Liste finden Sie im Anhang. Es gibt auch direkt anzeigende Messgeräte, die aber relativ teuer sind und sich für Privatleute nicht lohnen. Zu empfehlen ist eine dreimonatige Messung während der Heizperiode. Noch genauer ist eine Ganzjahresmessung. Gemessen wird vorzugsweise in Wohn- und Schlafräumen des untersten Wohngeschosses sowie eventuell in einem Kellerraum.

Bedeutung der Messwerte für bewohnte Räume

Was tun, wenn Radon gefunden wird?

Die Europäische Kommission empfiehlt, die maximale Radonkonzentration in Innenräumen durch Maßnahmen an den Gebäuden auf Werte von 200 Bq/m^3 für Neubauten zu begrenzen und langfristig für Altbauten auf Werte unter 400 Bq/m^3 (möglichst unter 200 Bq/m^3) zu reduzieren. Die Strahlenschutzkommission (SSK) hat in ihrer Stellungnahme vom 22. April 2005 eine statistische Signifikanz (= deutlicher Zusammenhang) des zusätzlichen Lungenkrebsrisikos durch Radon von 100 bis 200 Bq/m^3 festgestellt. Es sollte deshalb eine Reduzierung der

Radonkonzentration in Innenräumen auf unter 100 Bq/m³ angestrebt werden. Je nach Höhe der gemessenen Werte werden die in der nachfolgenden Tabelle genannten baulichen Maßnahmen empfohlen.

unter 100 Bq/m³	**Keine Maßnahmen erforderlich.**
100–400 Bq/m³	**Diese Maßnahmen können Sie selbst ergreifen:** Versuchen Sie mit einfachen Maßnahmen, wie Abdichten von Fugen und Rissen sowie Belüftung des Kellers, die Radonkonzentration weiter herabzusetzen (☞ die folgenden Seiten).
400–1.000 Bq/m³	**Bei Instandsetzungen sollten Sie Maßnahmen durch einen Fachmann begleiten lassen:** Informieren Sie sich vor geplanten baulichen Maßnahmen am Gebäude (Renovierung, Instandsetzung etc.) über Sanierungsmöglichkeiten. Planen Sie mittelfristig (ca. Fünfjahresfrist) Sanierungen ein (☞ die folgenden Seiten).
über 1.000 Bq/m³	**Beauftragen Sie einen Fachmann mit der Ausarbeitung eines Sanierungsprojektes:** Lassen Sie sich beraten. Fachleute für Radonschutz sind bisher noch selten. Da der Feuchtigkeitsschutz von Gebäuden sich ähnlicher baulicher Elemente wie der Radonschutz bedient, sind Fachleute aus diesem Gebiet auch für den Radonschutz geeignet. Wohnräume mit Radonkonzentrationen über 1.000 Bq/m³ sollten bald saniert werden (je nach Höhe der Belastung: Dreijahresfrist oder entsprechend kürzer). Das Radon-Handbuch Deutschland gibt für diese Fälle Unterstützung (☞ Anhang).

Empfohlene bauliche Maßnahmen bei positiven Radonbefunden

Ergibt eine Messung oder weiter gehende Untersuchung, dass die Radonwerte oberhalb der vorstehenden Werte liegen, so ist die Sanierung des Gebäudes erforderlich. Eine Sanierung bedeutet in diesem Fall: Senkung der Radonbelastung durch Abdichten und/oder Belüften.

Vorschläge für bauliche Maßnahmen

Sanierung von Häusern

Im Folgenden werden verschiedene Maßnahmen zur Senkung der Radongaskonzentration vorgeschlagen. Darüber hinausgehende Vorschläge befinden sich im „Radon-Handbuch Deutschland" des Bundesministeriums für Umwelt, Naturschutz und Reaktorsicherheit. Grundsätzlich sind zwei Methoden möglich: Abdichten oder Belüften oder die Kombination von beidem. Außerdem gibt es unterschiedliche Maßnahmen für Neu- und für Altbauten.

Tipp: Grundsätzlich kann die Radongaskonzentration in Wohnräumen durch vermehrtes Lüften und Belüften gesenkt werden. Dabei erhöht sich aber im Winter der Wärmeverlust. Hohe Luftwechselraten zur Senkung der Radongaskonzentration ohne begleitende wärmetechnische Maßnahmen sind daher nur als provisorische Maßnahme zu empfehlen! Das Abdichten von Türen zwischen Keller- und Wohnräumen sowie von Durchführungen für Rohre oder Leitungen ist dagegen stets empfehlenswert.

Sanierungsmethoden für Altbauten

Abdichten von Rissen und Fugen

Besonders bei älteren Gebäuden befinden sich häufig Setzungsrisse im Mauerwerk des Kellers. Auch zwischen Boden und Wand entstehen leicht Fugen, ebenso an Leitungsdurchführungen, besonders wenn sie nachträglich gebohrt wurden. Alle diese Risse und Fugen können Eintrittspfade für Radon in das Haus sein und müssen ggf. abgedichtet werden. Dazu wird das lockere Mauerwerk an den Rändern entfernt, um die Fugen etwas zu erweitern und eine feste Oberfläche zu erzeugen. Als Dichtungsmaterial haben sich Silikonkautschuk oder Bitumen bewährt. Die Verarbeitungsweise der Hersteller der Dichtungsmaterialien sind dabei genau zu befolgen. Geübte Heimwerker können mit gutem Erfolg selbst Risse und Fugen abdichten und damit die Radon-Situation des Hauses verbessern.

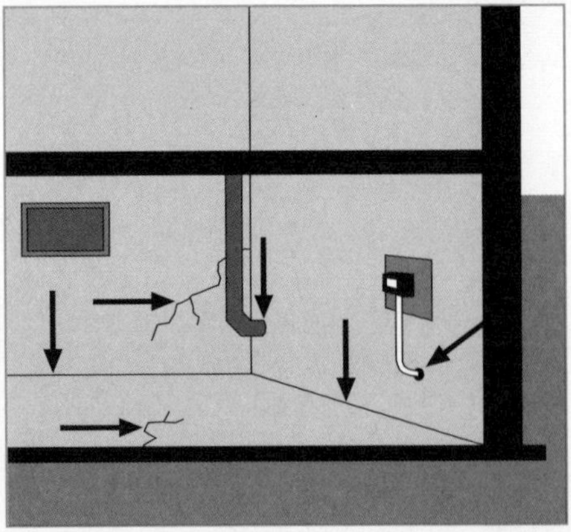

Keller mit Rissen und Fugen

Abdichten von Installationsschächten

Installationsschächte für Wasser, Strom und Gas, die vom Keller in die oberen Etagen führen, transportieren das Radon in die Wohnräume. Solche Installationsschächte müssen sorgfältig verschlossen werden. Je nach Größe eignet sich auch hier Silikonkautschuk, eventuell in Verbindung mit Metallblechen zur Verkleinerung der Öffnungen. Kontrollöffnungen in den Installationsschächten müssen mit Gummidichtungen ausgestattet sein. Etwa vorhandene Fugen zwischen den Installationsschächten und der Kellerdecke sind sorgfältig abzudichten. Auch diese Arbeiten können geübte Heimwerker selbst ausführen.

Versiegeln flächenhafter Undichtigkeiten

Mit zunehmendem Alter von Gebäuden entstehen im Mauerwerk häufig eine große Zahl feiner Haarrisse im Kellerboden oder in den Kellerwänden, die mehr oder weniger flächenhaft auftreten. Wenn Bodenfeuchtigkeit durch das Mauerwerk dringt, dann zeigen sich diese

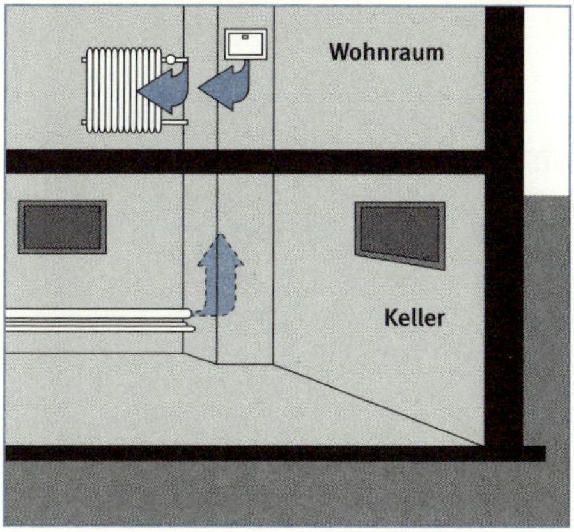

Abdichten von Installationsschächten

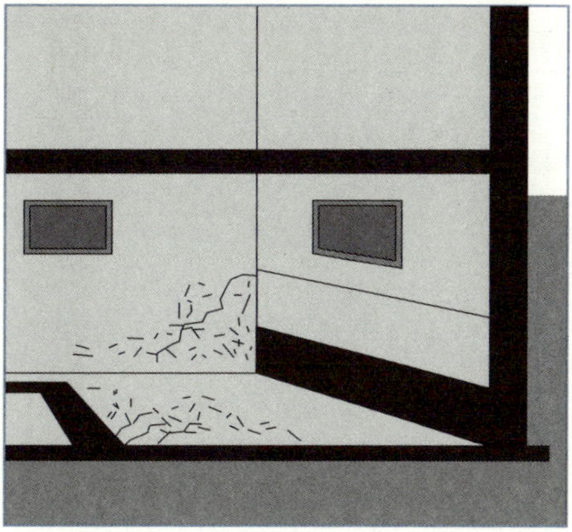

Keller mit flächenhaften Haarrissen

Haarrisse oft als weiße Linien im Mauerwerk. In solchen Fällen sollten Kellerwände und -böden großflächig mit einem radondichten Anstrich versehen werden. Geeignet gemäß dem Radon-Handbuch-Deutschland sind Epoxid-Harz- und Polyurethan-Versiegelungen. Da die Bauphysik des Gebäudes durch die flächenhafte Versiegelung unter Umständen stark verändert werden kann, muss diese Maßnahme durch einen Baufachmann für Isolationstechniken ausgeführt werden.

Natürliche Belüftung des Kellers

Neben dem Abdichten des Mauerwerks gibt es eine weitere sehr einfache Methode, sich vor Radon zu schützen: Die Belüftung des Gebäudes. Eine Querlüftung des Kellers bringt das in den Keller eingedrungene Radon sehr schnell wieder ins Freie, bevor es in die Wohnräume gelangt. Diese Maßnahme ist häufig dann am erfolgreichsten, wenn die Fenster bevorzugt auf der dem Wind zugewandten Seite geöffnet werden.

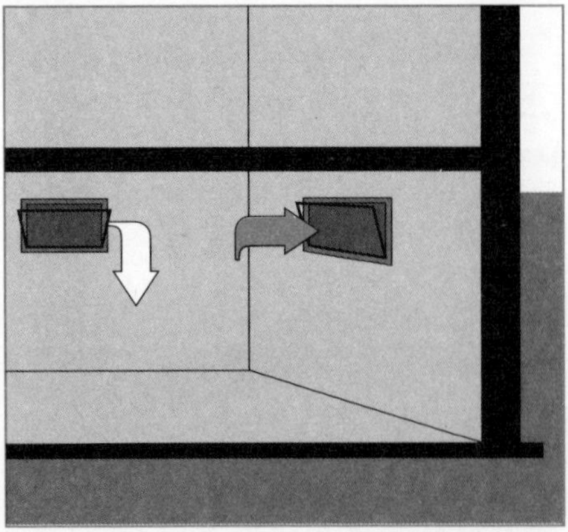

Querbelüftung Keller

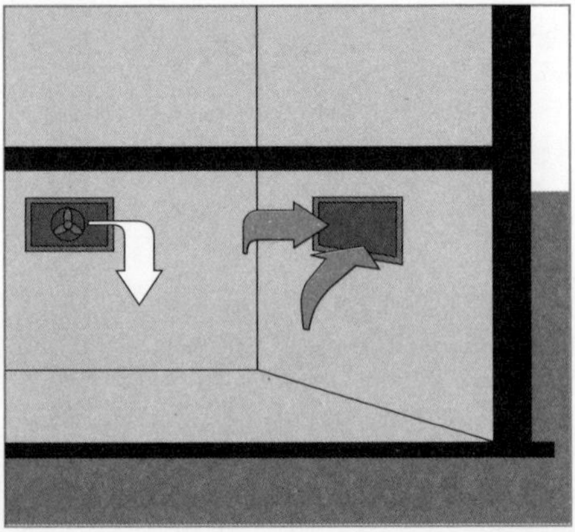

Belüftung des Kellers mit einem Ventilator

Die Querlüftung des Kellers ist zwar eine wirkungsvolle Maßnahme, hat aber den Nachteil, dass das Gebäude ohne angepasste Wärmeisolierung im Winter leicht auskühlt und im Sommer zusätzliche Feuchtigkeit in den Keller gelangt. Das wiederum kann die Ursache für Schimmelbildung sein (☞ Kapitel „Schimmel“). Deshalb sollte diese Maßnahme nur mit entsprechender Umsicht angewandt werden.

Mechanische Belüftung des Kellers

Um die Wirkung der natürlichen Querbelüftung zu verbessern, empfiehlt es sich, einen Ventilator zum Einblasen von Frischluft in den Keller einzusetzen. Er sorgt für eine gleichmäßige Luftzufuhr unabhängig von der Wettersituation. Auch diese Maßnahme kann von geübten Heimwerkern selbst durchgeführt werden. Der Erfolg dieser Belüftungen lässt sich allerdings nur durch Messungen der Radonbelastung nachweisen.

Mechanische Bodenentlüftung unter dem Gebäude

Als Alternative zur direkten Belüftung des Kellers hat sich die Absaugung radonhaltiger Bodenluft bewährt. Hierbei besteht nicht die Gefahr des Auskühlens oder der Schimmelbildung. Die radonbelastete Bodenluft wird unter der Bodenplatte gesammelt und ins Freie geblasen. Voraussetzung hierfür ist, dass der Boden eine gewisse Porosität hat bzw. unter der Bodenplatte eine Kiesschüttung besteht. Zwei Varianten können mit gutem Erfolg eingesetzt werden:

Variante A: Die Bodenluft wird über mehrere Rohre gesammelt und vom Ventilator ins Freie geblasen. Dazu wird das Rohr durch die Bodenplatte in den Untergrund geführt und Rohr und Bodenplatte radondicht gegeneinander versiegelt. Diese Methode hat sich insbesondere bei guter Bodenporosität bewährt. (☞ Abbildung unten links)

Variante B: Die Bodenluft wird in einem Radonschacht gesammelt und von einem Ventilator über einen Abluftkanal ins Freie geblasen. Dazu wird die Bodenplatte auf 1x1 Meter aufgenommen, eine ein Meter tiefe Grube ausgehoben, mit Kies gefüllt, ein Abluftrohr eingeführt und radondicht mit der Bodenplatte verbunden. Es entsteht eine gasdurchlässige Kammer unter der Bodenplatte, aus der die radonhaltige Bodenluft mithilfe des Ventilators abgesaugt werden kann. Diese Maßnahme eignet sich auch bei weniger porösem Untergrund, sie ist aber etwas aufwändiger als Variante A. (☞ Abbildung unten links)

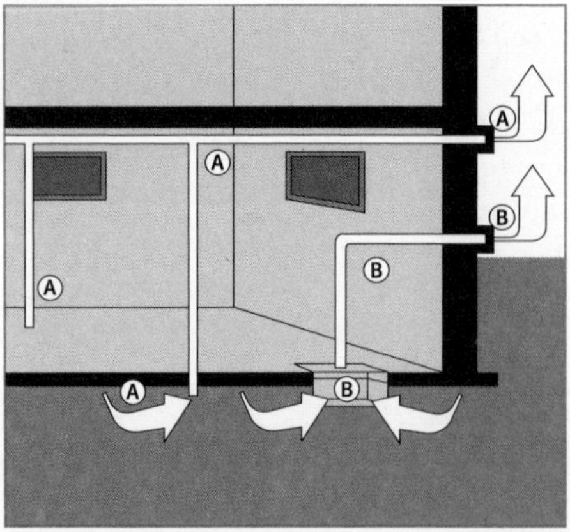

Mechanische Bodenentlüftung unter dem Gebäude

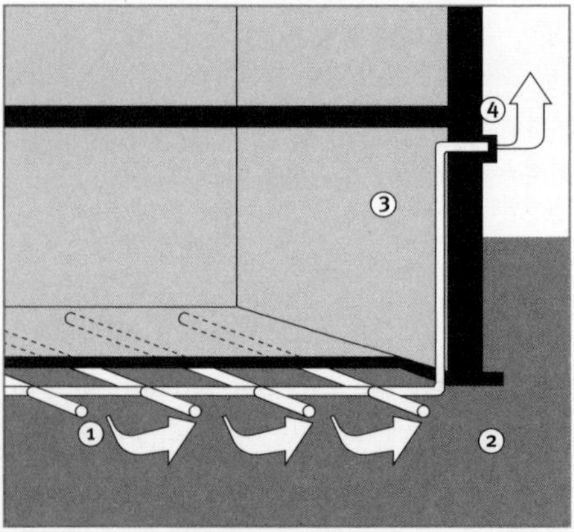

1. Röhrensystem unter der Bodenplatte
2. Bauuntergrund
3. Abluftkanal
4. Ventilator

Radonschutzmaßnahmen bei Neubauten

In Gebieten mit einer Radon-Bodenluftkonzentration von weniger als 40 kBq/m³ (☞ Abbildung Seite 32) reicht als Schutz vor Radon die übliche durchgehende Bodenplatte. Etwaige Durchführungen von Leitungen und Rohren sollten allerdings radondicht gegen die Bodenplatte versiegelt werden.

Radonschutz ist bei Neubauten günstiger

Erst bei Radon-Bodenwerten von über 40 kBq/m³ empfehlen sich zusätzliche Schutzmaßnahmen, um auch langfristig Werte unter 100 Bq/m³ in der Gebäudeluft einzuhalten. Dabei sind Radonschutzmaßnahmen bei Neubauten preiswerter als die Sanierung von Altbauten.

Mechanische Bodenentlüftung unter dem Gebäude

Idealerweise sollte in solchen Situationen bei Neubauten in die Kiesschicht zwischen die Streifenfundamente ein gelochtes Röhrensystem als Dränage verlegt werden, über das eine radondichte Folie gelegt wird (Bezugsadressen sind im „Radon-Handbuch Deutschland“ zu finden). Darüber wird die Bodenplatte gegossen. Mithilfe des Röhrensystems und eines Ventilators kann so die radonhaltige Bodenluft abgesaugt werden, bevor sie in das Gebäude eindringt. Die radondichte Folie bietet dabei einen zusätzlichen Schutz. Durchführungen müssen auch in diesen Fällen sorgfältig abgedichtet werden. (☞ Abbildung rechts auf der linken Seite)

Die Planung und Durchführung von Radonschutzmaßnahmen bei Neubauten in stark radonbelasteten Gebieten kann nur von einem Baufachmann durchgeführt werden. Detaillierte Hinweise dazu wie zu vielen weiteren Fragen gibt das „Radon-Handbuch Deutschland“ (☞ Anhang).

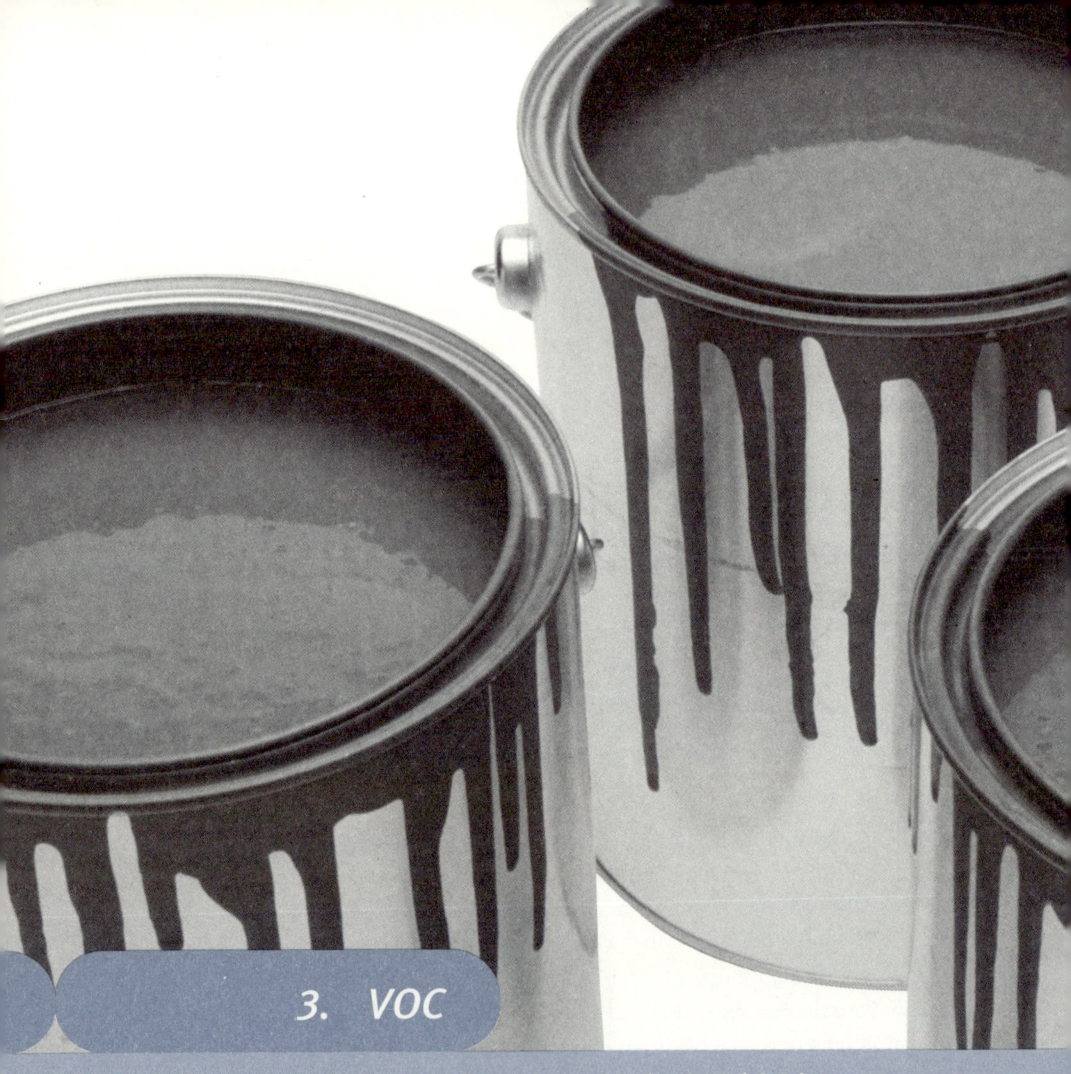

3. VOC

Flüchtige organische Verbindungen

Beim Stichwort „Innenraumluftqualität" denken die meisten als Erstes an Emissionen von flüchtigen organisch-chemischen Stoffen und deren Wirkungen auf den Menschen. Zu Recht! Chemische Analysen der Innenraumluft weisen häufig eine große Anzahl an flüchtigen organisch-chemischen Stoffen nach. Steigende Raumluftkonzentrationen an flüchtigen organisch-chemischen Stoffen führen immer häufiger zu Klagen über gesundheitliche Beschwerden beim Aufenthalt in Innenräumen.

Was sind VOC?

Flüchtige organische Verbindungen setzen sich zusammen aus Kohlenstoff und mindestens einem der Elemente: Wasserstoff, Halogene (u. a. Chlor oder Brom), Sauerstoff, Schwefel, Phosphor, Silizium, Stickstoff oder mehreren davon.

VOC = flüchtige organisch-chemische Verbindungen

Sie werden im Allgemeinen als „**V**olatile **O**rganic **C**ompounds" (übernommen aus dem Englischen) oder abgekürzt „VOC" bezeichnet. Anhand ihrer chemischen Zusammensetzung lassen sie sich in verschiedene chemische Stoffgruppen unterteilen:

aliphatische Kohlenwasserstoffe	*Ester*
aromatische Kohlenwasserstoffe	*organische Säuren*
halogenierte Kohlenwasserstoffe	*Glykolverbindungen*
Alkohole	*Terpene*
Aldehyde	*Siloxane*
Ketone	*und weitere*

Einteilung der VOC in verschiedene chemische Stoffgruppen

Entstehung von VOC

VOC entstehen durchaus auf natürliche Weise als Stoffwechselprodukte von Bakterien und Pilzen (☞ Kapitel „Schimmel"). Auch als Inhaltsstoffe von Hölzern kommen sie vor (zum Beispiel Terpene). Problematischer für Umwelt und Gesundheit sind solche VOC, die durch menschliche Aktivitäten freigesetzt werden, insbesondere durch den Kraftfahrzeugverkehr und das Ausgasen aus Produkten und Materialien. Sie sind mit verantwortlich für die Ozonbildung in Bodennähe und damit für Sommersmog und Treibhauseffekt. In Innenräumen kann es aufgrund VOC-freisetzender Produkte und Materialien zu erheblichen Belastungen der Raumluft kommen.

Welche gesundheitlichen Wirkungen gehen von VOC aus?

Die meisten flüchtigen gasförmigen VOC erreichen uns über die Atemluft. Sie werden beim Einatmen über den Mund-, Nasen- und Rachenraum, die Luftröhre und die Lunge in den menschlichen Körper transportiert. Zusätzlich gelangen sie durch Hautkontakt und Verschlucken von VOC-belastetem Hausstaub in den menschlichen Organismus.

Gesundheitliche Wirkungen

Als Folge der Exposition (dem Ausgesetzt-Sein) des Menschen gegenüber einzelnen VOC oder ihren Gemischen kann es an empfindlichen Orten im menschlichen Körper zu gesundheitlichen Beeinträchtigungen bis hin zu vorübergehenden oder auch bleibenden Gesundheitsschäden kommen. In den meisten Fällen lässt sich das Ausmaß der Wirkungen kaum vorhersagen. Das liegt daran, dass die VOC meist in niedrigen Konzentrationen in der Raumluft vorliegen, für die medizinische Beurteilungen kaum vorhanden sind.

VOC in der Innenraumluft haben häufig zur Folge:
- *Reizwirkungen an Atemwegen, Haut und Augen;*
- *Geruchsbelästigungen;*
- *Wirkungen auf das Nervensystem mit Kopfschmerzen, Müdigkeit, Leistungsminderungen.*

Was sind Lösemittel?

Lösemittel bestehen aus verschiedenen VOC der unterschiedlichsten Stoffgruppen (☞ Tabelle Seite 49). Der mengenmäßig größte Anteil wird als Lösemittel etwa in Klebstoffen, Anstrich- oder Beschichtungsmitteln eingesetzt. Die Aufgabe eines Lösemittels ist es, feste, flüssige oder gasförmige Inhaltsstoffe der betreffenden Produkte zu lösen. Nach der Anwendung des Produkts verdampft das Lösemittel in die Umgebungsluft und die übrigen Inhaltsstoffe verfestigen sich. Bei Lacken zum Beispiel werden so die Filmoberflächen gebildet.

Lösemittel – Siedepunkt bis zu 200° C

Nach der gesetzlichen Definition ist ein Lösemittel nur dann als solches zu bezeichnen, wenn es einen Siedepunkt von höchstens 200° C besitzt. Solche mit einem Siedepunkt oberhalb von 250° C nennt man häufig auch „Hochsieder". Sie werden seit einiger Zeit vermehrt in Produkten eingesetzt.

Lösemittelgemische wie *Testbenzin* (Terpentinersatz) bestehen aus Kohlenwasserstoffgemischen mit einem Siedebereich von 130° C bis 230° C. Es gibt Testbenzine, die Gemische aus aromatenreichen oder aromatenarmen und entaromatisierten Kohlenwasserstoffverbindungen sind. Gesundheitlich bedenklich ist besonders der Anteil an Aromaten. Dazu gehören u. a. Toluol, Xylol und Ethylbenzol.

Eine andere Art Gemische bezeichnet man als *Isoaliphaten*. Sie sind besonders geruchsarm und enthalten längerkettige verzweigte Kohlenwasserstoffverbindungen. Sie dienen unter anderem als Ersatzstoffe für die allergieträchtigen Terpene in etlichen Naturharzlacken.

Nitroverdünnungen sind hauptsächlich aus Alkoholen, Ketonen, Estern und Aromaten bestehende Gemische. Wasserverdünnbare Produkte enthalten meist Lösemittel, die aus Glykolverbindungen sowie Gemischen aus Alkoholen und Estern zusammengesetzt sind. Besonders ihnen werden zusätzlich noch Topfkonservierungsmittel beigefügt, zum Beispiel Isothiazolinon-Derivate wie MIT/CIT und MIT/BIT (☞ Kapitel „Holzschutzmittel und Biozide"). Topfkonservierungsmittel sollen ein Produkt vom Zeitpunkt seiner Herstellung bis zum Verbrauch vor bakteriellem Befall schützen. Leider besitzen diese VOC oft sensibilisierende und Allergie auslösende Eigenschaften (☞ Kapitel „Allergien").

Bei *Terpentinölen* handelt es sich um ätherische Öle aus unterschiedlichen Terpenverbindungen. Häufig werden α- und β-Pinen sowie Δ-3-Caren eingesetzt. Sie stammen aus den Harzölen von Nadelhölzern. Ein weiteres wichtiges Terpen ist das Limonen, das aus Harzölen und Zitronenöl stammt. Häufig werden Terpene in so genannten Naturfarbenprodukten, wie Lacken, Farben, Ölen sowie Wachsen oder in Reinigungs- und Pflegeprodukten eingesetzt. Wegen ihres intensiven Geruchs empfindet ein Teil der Menschen diese Stoffe als angenehm, von einem anderen Teil werden sie jedoch als belästigend empfunden. Gesundheitliche Wirkungen von Terpenen können starke Reizungen der Haut sein, insbesondere an den Augen und im Nasen- und Rachenraum. Höhere Konzentrationen führen zu Kopfschmerzen, Schwindel und Übelkeit. Ihre problematischste Eigenschaft ist die mögliche Allergie auslösende und sensibilisierende Wirkung (☞ Kapitel „Allergien").

Lösemittel-Emissionen

VOC aus leicht flüchtigen Lösemitteln werden nur über einen kurzen Zeitraum, dafür jedoch in höheren Konzentrationen aus Produkten und Materialien freigesetzt. Dagegen verbleiben die VOC aus schwerer flüchtigen Lösemitteln nach der Anwendung zunächst im Produkt. Zum Teil dringen sie – je nach dessen Beschaffenheit – in den angrenzenden Untergrund ein. Sie gasen in geringeren Konzentrationen aus, dafür aber über sehr lange Zeiträume hinweg. Das kann von Monaten bis zu Jahren dauern. Einige Hinweise zu lösemittelarmen Produkten gibt das Umweltbundesamt auf der Internetseite unter http://www.umweltbundesamt.de/voc/index.html.

Gesundheitliche Wirkungen

Die verschiedenen Lösemittel haben unterschiedlich starke Wasser gefährdende, feuergefährliche und auch gesundheitsgefährdende Eigenschaften. Von Menschen werden sie hauptsächlich über Atmung und Hautkontakt aufgenommen. Akute gesundheitliche Wirkungen gegenüber kurzzeitigen Expositionen und niedrigen Konzentrationen äußern sich oft durch Reizungen an Atemwegen, Haut und Augen. Darüber hinaus zeigen sich Wirkungen am Nervensystem, die sich mit Kopfschmerzen, Müdigkeit, Schwindel, Koordinationsstörungen oder Übelkeit bemerkbar machen. Diese Effekte klingen in der Regel einige Zeit nach der Anwendung des Lösemittels wieder ab. Dauernde oder hohe Belastungen können aber auch eine Verstärkung oder ein Anhalten der Symptome bis hin zu gesundheitlichen Schädigungen bewirken. Intensiver Hautkontakt führt zu Entfettungen, Trockenheit und Schäden an der Hautoberfläche. Einige Lösemittel haben sensibilisierende und Allergie auslösende Wirkungen, wie das bereits erwähnte Terpentinöl. Bei anhaltenden gesundheitlichen Beschwerden nach einer Lösemittelanwendung sollte unbedingt ein Arzt aufgesucht werden.

Tipp: Das Einatmen von Lösemitteldämpfen ist zu vermeiden und stets ist auf eine ausreichende Lüftung zu achten. Auch Hautkontakt mit Lösemitteln sollte stets vermieden werden.

In den vergangenen Jahren wurden aufgrund ihrer gesundheitlich bedenklichen Wirkungen die leichter flüchtigen Lösemittel häufig durch schwerer flüchtige Stoffe ersetzt. Die Auslobung der betreffenden Produkte als „lösemittelfrei“ oder „lösemittelarm“ bedeutet daher keine Entwarnung. Besonders über die langfristigen gesundheitlichen Auswirkungen der schwerer flüchtigen Lösemittel ist bisher noch wenig bekannt.

Hygienische Bewertung der Belastung der Innenraumluft durch VOC

Für die hygienische und gesundheitliche Bewertung von VOC-Verbindungen in der Raumluft gibt es einige rechtliche Regelungen und Richtwertempfehlungen. Man kann von einer auffälligen Stoffbelastung der Raumluft sprechen, wenn die gemessene Stoffkonzentration entweder solche Vorgaben bzw. Richtwerteempfehlungen überschreitet oder aber wenn die Belastung oberhalb der allgemeinen Hintergrundbelastung liegt. Zwar lässt selbst eine deutliche Überschreitung der Hintergrundbelastung noch keine unmittelbare Aussage über eine etwaige gesundheitliche Gefährdung zu, doch ist dies zumindest ein Hinweis auf das Vorhandensein einer oder mehrerer VOC-Quelle(n) in den betreffenden Räumen.

Vorgehen bei gesundheitlichen Beschwerden

Kommt es beim Aufenthalt in bestimmten Innenräumen immer wieder zu Geruchsbelästigungen, Unwohlsein oder gesundheitlichen Beschwerden, so kann eine Untersuchung der Innenraumluft sinnvoll sein. Betroffene sollten sich zunächst an ihr zuständiges (Landes-)Gesundheitsamt oder an ein Hygiene- und Umwelthygiene-Institut einer Universität, eine umweltmedizinische Ambulanz oder einen Facharzt für Umweltmedizin wenden. Für Nordrhein-Westfalen zum Beispiel gibt die Verbraucherzentrale eine Handreichung mit dem Titel „Schadstoffe in Innenräumen – Messinstitute-Liste & Entscheidungshilfen für geplante Schadstoffmessungen“ heraus.

Gesetzliche Regelungen, Richtwerte, Empfehlungen

Grenzwert nur für Tetrachlorethen

Für Einzelstoffe und Gemische gibt es zwar gesetzliche Regelungen im Chemikalien- und Gefahrstoffrecht, jedoch lassen sich damit gesundheitliche Wirkungen auf die

Nutzer von Räumen kaum verhindern. Als einzige gesetzliche Regelung für den gesundheitlichen Schutz im Wohninnenraum existiert in der 2. Bundes-Immissionsschutz-Verordnung für Tetrachlorethen ein Grenzwert von 0,1 Milligramm pro Kubikmeter Luft. Dieses Lösemittel wird u. a. in chemischen Reinigungen eingesetzt.

Richtwerte und Empfehlungen für VOC-Raumluftbelastungen

Seit einigen Jahren veröffentlichen die Obersten Gesundheitsbehörden der Länder gemeinsam mit dem Umweltbundesamt Richtwerte für unterschiedliche VOC in der Innenraumluft (☞ Tabelle unten). Diese Richtwerte sind zwar nicht rechtsverbindlich, sie werden aber als Basis für richterliche Entscheidungen allgemein anerkannt.

VOC-Stoffname	Richtwert II	Richtwert I
Toluol	3 mg/m³*	0,3 mg/m³*
Dichlormethan	2 mg/m³*	0,2 mg/m³*
Styrol	0,3 mg/m³*	0,03 mg/m³*
Bicyclische Terpene *(Leitsubstanz: α-Pinen)*	2 mg/m³*	0,2 mg/m³*
Diisocyanate *(keine Richtwerte abgeleitet, aber Empfehlung: Isocyanat-haltige Produkte durch Fachbetrieb verarbeiten lassen)*		
Tris(2-chlorethyl)-phosphat	0,05 mg/m³*	0,005 mg/m³*
Naphthalin	20 µg/m³**	2 µg/m³**
Aromatenreiche Kohlenwasserstoff-Gemische (C9 – C14)	2 mg/m³*	0,2 mg/m³*

** mg/m³ = Milligramm (tausendstel Gramm) pro Kubikmeter Raumluft*
*** µg/m³ = Mikrogramm (millionstel Gramm) pro Kubikmeter Raumluft*

Veröffentlichte Richtwerte II und I für VOC-belastete Raumluft

Gefahrenwert, Vorsorgewert, Sanierungszielwert

Der höhere Richtwert II gibt den Gefahrenwert an, bei dessen Überschreitung unverzüglicher Handlungsbedarf besteht. Richtwert I hingegen ist der einzuhaltende Vorsorge- bzw. Sanierungszielwert. Bei seiner Einhaltung sind gesundheitliche Beeinträchtigungen nicht zu befürchten.

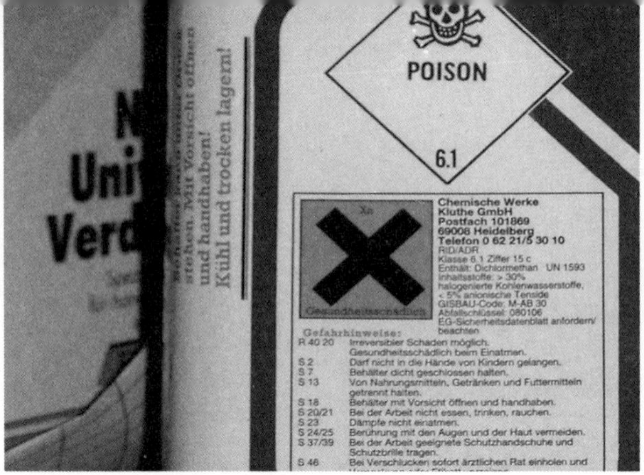

Warnhinweise auf einem Abbeizmittel

Allerdings sind Überschreitungen des Richtwerts I aus hygienischen Gründen unerwünscht. Sie machen eine Reduzierung der Raumluftbelastung notwendig. Das Umweltbundesamt stellt hierzu auf der Internet Seite unter http://www.umweltbundesamt.de/uba-info-daten/daten/irk.htm#4 weiterführende Informationen zur Verfügung.

Beurteilung von TVOC-Konzentrationen

Da in der Innenraumluft meist eine Vielzahl von VOC-Verbindungen vorkommen und gesundheitliche Beschwerden zum Teil auch dann geäußert werden, wenn die Richtwerte für einzelne VOC eingehalten werden, wird zur Beurteilung der Raumluftqualität ihre Summe zugrunde gelegt. Dazu werden die Einzelkonzentrationen der VOC addiert und als TVOC-Wert (**T**otal **V**olatile **O**rganic **C**ompounds) ausgewiesen.

Beurteilung des TVOC-Werts anhand von Konzentrationsbereichen:

- *Raumluftbelastungen mit TVOC-Werten zwischen 10–25 mg/m³ sind allenfalls vorübergehend täglich zumutbar (etwa nach Renovierungsmaßnahmen).*
- *Raumluftbelastungen mit TVOC-Werten zwischen 1–3 mg/m³ sollten bei einem längerfristigen Aufenthalt eingehalten werden.*
- *Raumluftbelastungen mit TVOC-Werten von max. 0,3 mg TVOC/m³ sind im langzeitigen Mittel als hygienischer Vorsorgebereich zu empfehlen.*

Mögliche Ursachen für eine VOC-Raumluftbelastung

VOC-Quellen

VOC-Belastungen der Raumluft können sehr unterschiedliche Quellen haben. Dazu gehören:

- Reinigungs- und Pflegemaßnahmen, Renovierungs- und Sanierungsmaßnahmen, Neubau, neue Raumausstattungen;
- falsches Lüftungsverhalten, insbesondere im Gefolge Energie einsparender Maßnahmen;
- menschliche Aktivitäten, zum Beispiel Hobby- und Heimwerkertätigkeiten, Rauchen;
- Außenluftbelastungen, etwa durch Kfz-Verkehr oder Gewerbebetriebe.

Besonders die schwerer flüchtigen VOC lagern sich bevorzugt an offenporigen Oberflächen ab, wie etwa Tapeten, Teppichböden oder Mauerwerk. Von diesen so genannten Sekundärquellen werden die Stoffe zeitlich verzögert wieder freigesetzt. Raumluftbelastungen, die auf solchen Sekundärkontaminationen beruhen, lassen sich oft nur schwer und mit erheblichem Sanierungsaufwand beseitigen.

Viele VOC-emittierende Produkte werden großflächig in Innenräumen eingesetzt:

- Lösemittel
- Beschichtungsmittel (z. B. Parkettversiegelungen)
- Bodenbeläge
- Hölzer, Holzwerkstoffe
- Anstrichsysteme (Farben, Lacke)
- Wandverkleidungen
- Klebstoffe
- Pflegemittel
- Möbelprodukte
- Reinigungsmittel

Emissionen aus Produkten

Da sich die Zusammensetzungen von Produkten, wie auch ihr Gebrauch und das Konsumverhalten, ständig ändert, so verändert sich auch das Spektrum der freigesetzten VOC. Die folgende Tabelle zeigt daher nur einen Ausschnitt über einige wichtige VOC sowie infrage kommende Produkte.

Produkte	**Enthaltene VOC-Verbindungen**
Lösemittel	– Aliphatische und aromatische Kohlenwasserstoffverbindungen, Alkohole, Ketone, Ester, Terpene, Glykolverbindungen
Bodenbeläge	– Syntheselatex-haltige Rückenbeschichtungen: Styrol, Butadien, 4-Phenylcyclohexen, 4-Vinylcyclohexen, trimeres Isobuten – Weichmacher (Phthalate): 2-Ethylhexanol, n-Butanol – organische Säuren – Kork: Aldehyde, Furfural – Linoleum: Aldehyde
Holz, Holzwerkstoffe	– Terpene: α- und β-Pinen, Δ-3-Caren, Limonen – Aldehyde: C3- bis C9-kettige Aldehyde – organische Säuren: Essigsäure, Hexansäure – Isocyanate – Phenole
Anstrichmittel (Lacke, Farben)	– aliphatische, aromatische Kohlenwasserstoffverbindungen (Toluol, Xylole), Alkohole, Ester, Terpene – Aldehyde (Hexanal), Ketone (Methylethylketon,Methylisobutylketon) – Dispersionslacke/-farben: Glykolverbindungen, Isothiazolinon-Derivate (Topfkonservierungsmittel) – Benzophenon (UV-härtende Lacke); – Isocyanate – Siloxane
Klebstoffe	– aliphatische, aromatische Kohlenwasserstoffverbindungen (Toluol, Xylole), BHT (Antioxidans), Alkohole, Ester, Terpene – Ketone: n-Butanon, 4-Methylpentan-2-on – Dispersionsklebstoffe: Glykolverbindungen (2-Phenoxyethanol), Isothiazolinon-Derivate (Topfkonservierungsmittel) – Isocyanate – teerhaltige Produkte: Naphthalin, Phenole, Kresole
Reinigungsmittel	– aliphatische, aromatische Kohlenwasserstoffverbindungen, Alkohole, Glykolverbindungen, Terpene, Phenole

Beispiele für Produkte als Quellen von VOC

Mögliche Sanierungsmaßnahmen

Raumluftbelastungen lassen sich mindern durch:
- Entfernen bekannter Emissionsquellen: Holen Sie bereits im Vorfeld Informationen über die erforderlichen Sanierungsmaßnahmen (Vorgehen, Umfang, Effektivität der Maßnahmen, Durchführungs- und Kostenaufwand) bei Bau- und Sanierungsfachbetrieben ein (zu erfragen bei Industrie- und Handelskammern);
- Intensives Lüften: Durchzugslüftung, Stoßlüftungen bei möglichst weit geöffneten Fenstern und Türen;
- Aufheizen des Raumes: Den Raum bei geschlossenen Fenstern und Türen für 1 bis 2 Tage übermäßig aufheizen und anschließend intensiv lüften und reinigen;
- Abdecken nicht entfernbarer Quellen mit einer Folie: Bau- und Sanierungsfachbetriebe können hierzu nähere Auskunft geben.

Nicht beachtete Sekundärquellen können auch nach einer Sanierung zu Raumluftbelastungen führen! Umso wichtiger ist es, zunächst die erforderlichen Sanierungsmaßnahmen durch eine fachliche Beratung etwa von Bau- und Sanierungsfachbetrieben abklären zu lassen (zu erfragen bei Industrie- und Handelskammern).

Verwendung von gesundheitsverträglichen Produkten in Innenräumen

Die meisten im Handel befindliche Produkte sind nicht oder nur ungenügend hinsichtlich möglicher VOC-Freisetzungen gekennzeichnet oder tragen nur unzureichende Angaben über ihre Inhaltsstoffe. Welche VOC im Einzelnen aus Produkten ausgasen und somit zur Raumluftbelastung beitragen, lässt sich also ohne Laborprüfung häufig nicht voraussagen.

Tipp: Wie findet man gesundheitsverträgliche Produkte? Prüfen Sie vor dem Kauf bzw. der Anwendung, welche technischen und anderen Anforderungen an das Produkt genügen soll.

Holen Sie vor dem Kauf nach Möglichkeit umfassende Informationen (Prüfberichte, Prüfsiegel) über gesundheitsrelevante Inhaltsstoffe und über das Emissionsverhalten (VOC-Freisetzungen) der Produktinhaltsstoffe ein.

Bevorzugen Sie emissions- und gesundheitsgeprüfte Produkte. Fragen Sie nach diesen Produkten bei Herstellern, Händlern und Handwerksbetrieben.

Schutzmaßnahmen beim Umgang, Verarbeiten von Lösemitteln, Klebstoffen, Anstrich- und Oberflächenbehandlungsmitteln, Reinigungs- und Pflegeprodukten

- *Überlegen Sie vor Beginn, welche Arbeiten mit lösemittelhaltigen Materialien tatsächlich notwendig sind.*
- *Beachten Sie stets vor dem Gebrauch die Hinweise zur Anwendung und Verarbeitung.*
- *Achten Sie auf die Gefahrenhinweise und Sicherheitsratschläge zu einem Produkt. Lassen sie sich ggf. über Sicherheitsmaßnahmen fachlich beraten. Informationen hierzu sollten Sie bei Händlern, Fachbetrieben und Herstellern erfragen.*
- *Führen Sie die Arbeiten stets bei sehr guter Durchlüftung der Räume aus. Das gilt besonders bei großflächiger Verarbeitung.*
- *Achten Sie auf einen ausreichenden Schutz von Haut und Augen durch entsprechende Kleidung wie Handschuhe, Schutzbrille. Bei Spritzarbeiten oder großflächigen Arbeiten mit Lösemitteln kann ein*

Atemschutz erforderlich sein. Holen Sie Informationen und Beratungen über Schutzmaßnahmen beim Händler, Fachbetrieb und Hersteller ein.

- *Vermeiden Sie die Verwendung von Allergie auslösenden, sensibilisierend wirkenden Produktinhaltsstoffen (siehe Kapitel „Allergien“).*
- *Essen oder rauchen Sie nicht während der Arbeit. Kinder sollten während und für eine gewisse Zeit nach Beendigung der Arbeiten die Räume nicht betreten.*
- *Lüften Sie nach Beendigung der Arbeiten die Räume mindestens 24 Stunden lang sehr gut durch. Renovierte Räume sollten für eine bis vier Wochen regelmäßig intensiv gelüftet und gereinigt werden.*
- *Das Gefahrstoff-Informationssystem der Berufsgenossenschaften der Bauwirtschaft (GISBAU) bietet nicht nur für Fachbetriebe, sondern auch für Heimwerker umfassende Informationen über Gefahrstoffe beim Bauen, Renovieren und Reinigen. (Internet: www.gisbau.de)*

Bodenbeläge

Die Art des Bodenbelags (Linoleum, Kork, PVC, Polyolefin, Gummi, Laminat, Kunstfaserteppich, Naturfaserteppich, Holzboden, Fertigparkett, Steinboden, Fliesen) ist hauptsächlich verantwortlich für die Qualität des Innenraumklimas. Bodenbeläge werden naturgemäß großflächig eingesetzt. Damit sind sie ggf. eine entscheidende Quelle für Raumluftschadstoffe. Emissionsarme Fußbodenbeläge aus Holz und/oder Holzwerkstoffen können mit dem Blauen Engel RAL-UZ 38 für entsprechende emissionsarme Produkte ausgezeichnet werden.

Hinweise zu Bodenbelägen

- *Prüfen Sie zunächst die Eignung des Belags für den vorgesehenen Anwendungszweck. Nicht jeder Bodenbelag ist für alle Anwendungsbereiche gut geeignet.*
- *Verwenden Sie emissions- und geruchsarme Produkte. Nach dem Entfernen der Produktverpackung sollte das Produkt vor dem Verlegen gut belüftet gelagert werden.*
- *Machen Sie vor dem Kauf eine Geruchsprobe. Hierzu legen Sie ein etwa Handflächen großes Probenstück in sauberes Marmeladen- oder Einkochglas, das möglichst für 24 Stunden luftdicht verschlossen wird. Beurteilen Sie nach dem Öffnen des Glases den wahrgenommenen Geruch als unangenehm, so ist von diesem Produkt eher abzuraten.*
- *Holen Sie beim Händler Informationen über die Produktinhaltsstoffe und die ausgasenden (VOC-) Stoffe ein.*
- *Erkundigen sie sich nach Prüfsiegeln und den ihnen zugrunde liegenden Bewertungskriterien. Mindestens sollte eine gesundheitliche Beurteilung von VOC-/TVOC-Freisetzungen vorliegen.*
- *Lüften Sie nach Verlegung neuer Bodenbeläge oder nach der Reinigung eines Bodenbelags den Raum intensiv und über längere Zeit.*
- *Wenige Wochen nach der Verlegung des Bodenbelags sollten keine Geruchsprobleme mehr auftreten. Ist dies dennoch der Fall, so handelt es sich um einen Mangel, den Sie beim Händler bzw. Handwerker reklamieren sollten. Eventuell muss ein externer Sachverständiger hinzugezogen werden (zu erfragen bei der Industrie- und Handelskammer).*
- *In den Fällen, die eine vollflächige Verklebung (☞ Abschnitt „Klebstoffe“) des Bodenbelags nicht erfordern, sollten Sie darauf verzichten.*

Empfehlungen zu verschiedenen Bodenbelagstypen
Textile Beläge: Problematisch können Beschichtungen aus Syntheselatex (SBR-Latex) und Polyurethan sein. Übermäßige Ausgasungen von Stoffen aus Kleber und/oder Teppichrückenmaterial können einen kompletten Ausbau der Produkte erforderlich machen. Holen Sie unbedingt eine Fachberatung ein.

Linoleum-Beläge: Vor der Verlegung sollte immer eine Ablagerung des Produkts erfolgen. Der typische Linoleumgeruch verschwindet in der Regel nach einiger Zeit. Linoleum weist eine offenporige Oberfläche auf, an der sich VOC (auch aus Pflegemitteln) niederschlagen und zeitlich verzögert wieder abgegeben werden. Versiegelungen erfolgen meist durch Kunstharze oder Wachse.

Laminat-Boden: Achten Sie auf mögliche Formaldehyd-Freisetzung aus dem Trägermaterial (☞ Kapitel „Formaldehyd“). Zusätzliche Oberflächenbeschichtungen sind nicht erforderlich.

Fertigparkett: Bindemittel, Leime und Herstellungsprozesse können VOC freisetzen. Achten sie auf emissionsarme Produkte.

Massivholzbeläge: Nadelhölzer geben Terpene ab. Achten Sie deshalb auf den Geruch!

Kork-Beläge: Herstellungsbedingt können Geruchsbelästigungen auftreten. Die offenporige Struktur des Korkbodens macht ihn zu einer potenziellen Sekundärquelle.

PVC-Beläge: Aus Umwelt- und Gesundheitsgründen sollte auf PVC-Böden nach Möglichkeit verzichtet werden.

Oberflächenversiegelungen von glatten Bodenbelägen

Fast jede Oberflächenversiegelung setzt VOC frei. Diese Produkte enthalten unterschiedlich hohe Lösemittelanteile:

- *Grundsiegel* haben sehr hohe Lösemittelgehalte (bis zu 90 %);
- *Ölkunstharzsiegel* und *Polyurethansiegel* sind stark lösemittelhaltig (etwa 55 %);
- *Wassersiegel* haben einen geringen Lösemittelanteil (etwa 10 %);
- *Zwei-Komponenten-Systeme* enthalten häufig isocyanathaltige Vernetzer (☞ Kapitel „Allergien“);
- *Öle* und *Wachse* können sehr unterschiedliche Lösemittelgehalte haben.

Hinweise zu Oberflächenbeschichtungen von glatten Bodenbelägen

- *Wägen Sie bereits vor dem Kauf ab, ob überhaupt und wenn ja, welche Versiegelung für welchen Anwendungszweck am besten geeignet ist.*
- *So genannte Bio- und Öko-Oberflächenversiegelungen aus Wachsen und Ölen können vermehrt Aldehyde und Terpene freisetzen (☞ Abschnitt „Was sind Lösemittel?“).*
- *Polyurethan-Siegel werden zum Beispiel zur Versiegelung von Holzfußböden verwendet. Sie enthalten Isocyanate (☞ Kapitel „Allergien“).*
- *Wachse sind anfällig gegen Verschmutzung und Oberflächenbeschädigungen. Härtende Öle bieten einen verbesserten Oberflächenschutz.*
- *Fertigparkett wird durch UV-härtende (werksseitig), wasserbasierte Beschichtungen oder durch Öle/ Wachse versiegelt.*

Klebstoffe

Die Zusammensetzung von Klebstoffen variiert je nach Anwendungszweck sehr stark. Aus gesundheitlicher Sicht ist besonders auf die eingesetzten Lösemittel und ihre Inhaltsstoffe zu achten, denn Klebstoffe werden oft großflächig verarbeitet (☞ Abschnitt „Was sind Lösemittel?“).

Hinweise zu Klebstoffen

- *Prüfen Sie frühzeitig, ob auf den Einsatz von Klebstoffen verzichtet werden kann, ggf. durch mechanische Befestigungen. Achten Sie auf die Eignung und gegenseitige Verträglichkeit von Produkt, Untergrund und Klebstoff.*
- *Verwenden Sie keine stark lösemittelhaltigen Klebstoffe. Großflächige Parkettelemente, Massivdielen und Holzarten wie Buche erfordern in der Regel eine Verwendung von stark lösemittelhaltigen Klebstoffen.*
- *Der Einsatz von Reaktionsklebern sollte auf Einzelfälle beschränkt und dann ausschließlich durch Fachbetriebe ausgeführt werden. Aus Reaktionsklebern können u. a. Isocyanate freigesetzt werden (☞ Kapitel „Allergien“).*
- *Verwenden Sie möglichst emissionsarme, zumindest lösemittelfreie, Dispersionsklebstoffe.*
- *Achten Sie darauf, dass wasserverdünnbare Dispersionskleber keine Allergie auslösenden, sensibilisierend wirkenden Konservierungsstoffe zugesetzt wurden (siehe Kapitel „Allergien“).*
- *Vermeiden Sie Produkte mit terpenhaltigen Inhaltsstoffen (☞ Abschnitt „Was sind Lösemittel?“).*

„Lösemittelfreie“ Bodenbelagsklebstoffe

Bei Bodenbelagsklebstoffen muss die Angabe „lösemittelfrei“ mit den gesetzlichen Bestimmungen übereinstimmen (☞ Abschnitt „Was sind Lösemittel?“).

Lösemittelgehalte für Bodenklebstoffe gemäß TRGS 610	
lösemittelfreie Produkte	*→ maximal 0,5 %*
lösemittelarme Produkte	*→ maximal 5 %*
lösemittelhaltige Produkte	*→ maximal 10 %*
stark lösemittelhaltige Produkte	*→ mehr als 10 %*

Emissionsarme Bodenbelags-Klebstoffe können mit dem Blauen Engel-Umweltzeichen RAL-UZ 113 ausgezeichnet werden. Diese Produkte sind gesundheitlich geprüft. Eine Datenbank zu Kennzeichnung und Produktinformationen von emissionskontrollierten Verlegewerkstoffen ist von der Gemeinschaft Emissionskontrollierter Verlegewerkstoffe (GEV) in Zusammenarbeit mit dem Umweltbundesamt (UBA) erstellt worden (http://www.emicode-produkte.de/page/start.php). Die mit dem so genannten EMICODE gekennzeichneten Produkte werden anhand ihrer Gehalte an emittierbaren VOC klassifiziert und müssen u. a. lösemittelfrei gemäß der TRGS 610 sein. Daneben gibt es emissionsarme und auch lösemittelfreie Produkte, deren Hersteller nicht der GEV angehören.

Anstrichmittel

Anstrichmittel bestehen aus Lösemitteln, Filmbildnern (Kunst- und Naturharze, -öle oder -leime) sowie Pigmenten, Konservierungsstoffen und weiteren Hilfsstoffen. Es werden wasserlösliche, wasserverdünnbare oder lösemittelhaltige Produkte grob unterschieden. Anstrichmittel können aufgrund ihrer Lösemittelgehalte und weiteren Inhaltsstoffen problematisch für die Gesundheit von Anwendern werden, zumal Sie oft großflächig verarbeitet werden. Emissionsarme Wandfarben können mit dem Blauen Engel RAL-UZ 102 ausgezeichnet werden.

Hinweise zu Farben, Lacken und weiteren Beschichtungsmitteln

- *Empfehlenswert sind Produkte, deren Inhaltsstoffe und Freisetzungen von VOC umfassend deklariert sind.*
- *Greifen Sie auf Produkte mit einem möglichst niedrigen Anteil an Lösemitteln zurück. Empfehlenswert sind wasserbasierte bzw. -verdünnbare Produkte wie Dispersionslacke/-farben und Holzlasuren.*
- *Wasserbasierte Produkte enthalten zum Schutz gegen bakteriellen Befall Konservierungsmittel (so genannte Topfkonservierer) wie Biozide, Formaldehyd, Formaldehydabspalter oder Isothiazolinone (☞ Kapitel „Formaldehyd“ sowie „Holzschutzmittel und Biozide“).*
- *Eine gute Alternative sind die seit einiger Zeit erhältlichen Farben in Pulverform ohne Konservierungsstoffe.*
- *Anstrichmittel wie Alkydharzlacke, -farben, Ölfarben und Holzlasuren haben einen Lösemittelanteil zwischen 35 % und 55 %. Produkte mit aromatenarmen Kohlenwasserstoffverbindungen als Lösemittel sollten gegenüber aromatenhaltigen bevorzugt werden.*
- *Nitrolacke haben einen sehr hohen Lösemittelanteil von bis zu 70 %. Sie sollten nach Möglichkeit nicht verwendet werden.*
- *Reaktionslacke (Polyurethan-, Polyester- und Epoxidharzlacke) mit einem Lösemittelgehalt von etwa 50 % können reaktive Inhaltsstoffe wie etwa Isocyanate haben (☞ Kapitel „Allergien“). Auf die Anwendung solcher Produkte sollten Sie möglichst verzichten.*
- *Bei Naturharzlacken/-farben kann der Lösemittelanteil bis zu 40 % betragen. Produkte, die Terpentinöle oder Zitrusschalenöle beinhalten, setzen Terpene frei (☞ Abschnitt „Was sind Lösemittel?“).*

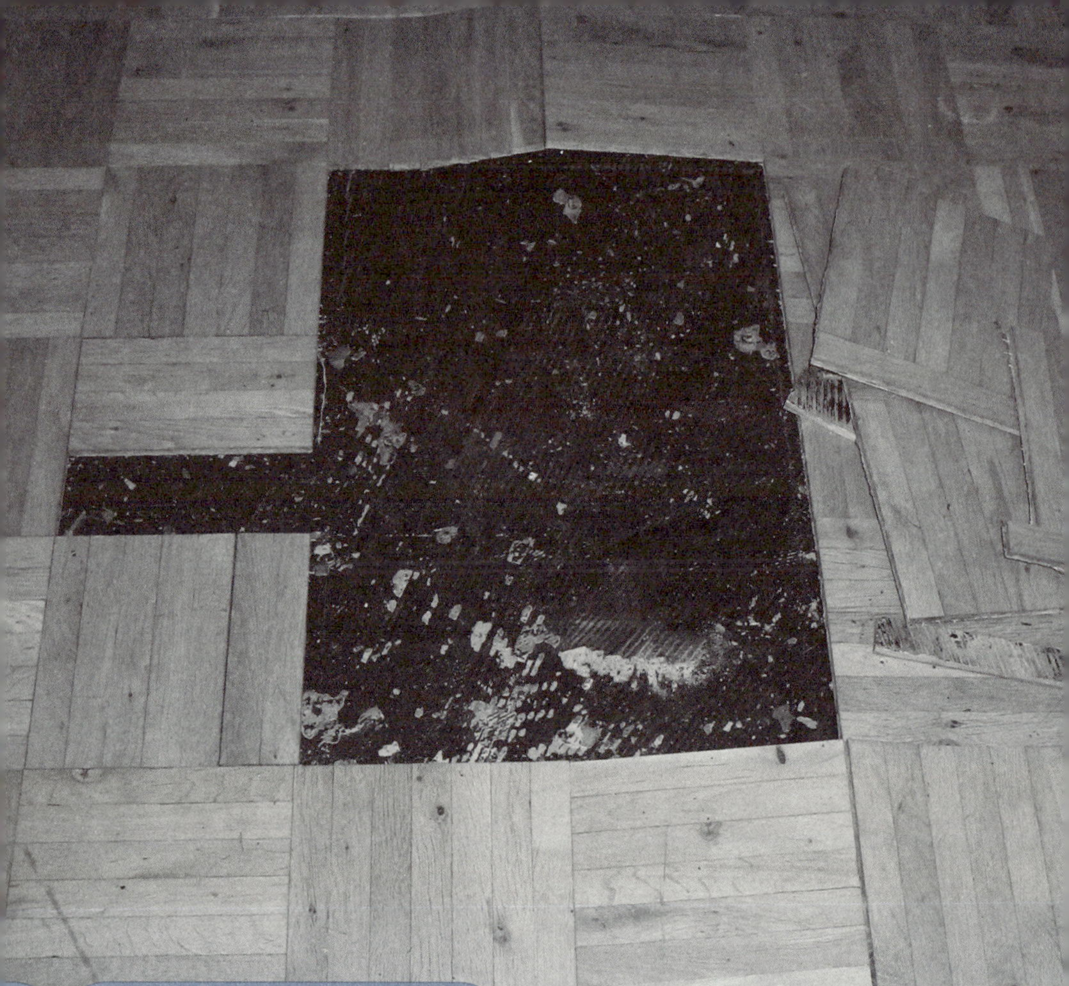

4. PAK

Polycyclische aromatische Kohlenwasserstoffe

Seit etwa 1997 wird immer wieder über PAK-Belastungen berichtet, und zwar besonders in Wohnungen, die in den 50er Jahren für die Angehörigen der US-Streitkräfte in Deutschland errichtet worden waren (so genannte housing areas). Als Ursache für die Belastungen wurden Teerklebstoffe ausgemacht, mit denen damals Holzparkett auf dem Untergrund verklebt worden war.

Was sind PAK?

PAK steht als Abkürzung für die Stoffklasse der **p**olycyclischen **a**romatischen **K**ohlenwasserstoffe. Gelegentlich wird auch die Abkürzung PAH verwendet, die auf dem englischen Namen dieser Substanzklasse beruht (**p**olycyclic **a**romatic **h**ydrocarbons).

PAK – ein Krebsrisiko

PAK entstehen immer dann, wenn organische Materialien unter Sauerstoffmangel erhitzt, verkokt oder verbrannt werden. Einige ihrer Vertreter sind bekanntermaßen krebserzeugend. So sind zum Beispiel die im Zigarettenrauch enthaltenen PAK maßgeblich mit für das hohe Lungenkrebsrisiko von Rauchern verantwortlich. Da sie immer als Mischung vorkommen, wird als Leitkomponente für die Untersuchung und Abschätzung gesundheitlicher Gefahren durch krebserzeugende PAK häufig das Benzo[a]pyren (BaP) für die analytische Erfassung und toxikologische Beurteilung von Belastungen herangezogen.

PAK in Parkettklebstoffen

Zum Verkleben von Parkettböden wurden bis in die 60er Jahre hinein üblicherweise Teerklebstoffe verwendet. Diese Produkte enthalten hohe Konzentrationen an PAK. Später wurden die Teerkleber rasch durch die damals neu entwickelten Kunstharzklebstoffe verdrängt. Für die Verlegung von Mosaikparkett wurden die Teerkleber nur bis Anfang der 60er Jahre verwendet. Zur Verlegung von Stabparkett waren sie noch bis in die zweite Hälfte der 60er Jahre im Einsatz. Bei der Verlegung von Holzpflaster wurden Teerkleber noch viel länger, teilweise bis Mitte der 90er Jahre verwendet. Ebenfalls bis in die 60er Jahre wurden sie auch bei der Verklebung anderer Bodenbeläge (zum Beispiel PVC-Platten, Flex-Platten, Asphaltfußbodenplatten u. a.) gebraucht.

Wo drohen PAK?

Die in der Vergangenheit sehr breite Anwendung dieser Klebstoffe macht deutlich, dass mögliche PAK-Belastungen in allen Wohnungen und Häusern vermutet werden müssen, in denen in der Nachkriegszeit Parkett, Holzpflaster oder andere Bodenplatten verlegt worden sind.

> ***Hinweise auf eine mögliche PAK-Belastung des Fußbodens:***
> - *Verlegezeitraum des Stab- oder Mosaikparketts vor 1970*
> - *Verlegezeitraum des Holzpflasters vor 1995*
> - *Schwarze oder sehr dunkle Farbe des Klebstoffs*
> - *Harte, spröde Konsistenz des schwarzen Klebstoffs*

Klebstoffe auf Bitumenbasis oder Gussasphalt-Estriche, die wegen ihrer schwarzen Farbe leicht mit Teerprodukten verwechselt werden können, sind unproblematisch. Sie weisen nur sehr geringe PAK-Gehalte auf.

Welche Gefahren gehen von PAK-haltigen Teerklebern aus?

Da alle gesundheitsschädlichen PAK einen Siedepunkt von über 400° C besitzen, treten aus den Teerklebern nachgewiesenermaßen keine gas- oder dampfförmigen PAK in die betreffenden Räume aus. Nicht auszuschließen ist jedoch, dass Partikel des Klebers durch Fugen auf die Oberfläche des Fußbodens gelangen. Dort können sie zu erhöhten Konzentrationen im Hausstaub führen.

Das Ausmaß der Freisetzung PAK-haltiger Partikel hängt sowohl stark vom Zustand des Parketts als auch des Klebstoffs ab. Bei breiten offenen Fugen, lose liegenden Parkettstäben und stark versprödeten Klebstoffen können erhöhte Konzentrationen im Hausstaub vorliegen. Da die Aufnahme von Hausstaub über die Atemwege

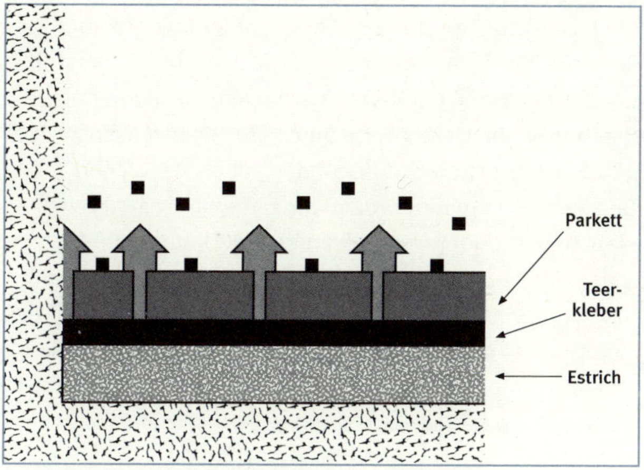

Freisetzung von Kleberpartikeln

gering ist, muss für die erwachsenen Bewohner der betreffenden Räume keine Gesundheitsgefährdung befürchtet werden. Gefährdet sind jedoch am Boden spielende Kleinkinder, die den belasteten Staub auch über den Mund aufnehmen können. Um die tatsächliche Belastung von Erwachsenen und Kindern exakter erfassen zu können, wurden bei betroffenen Bewohnern von den Gesundheitsämtern auch so genannte Humanbiomonitoringuntersuchungen durchgeführt. Bei allen diesen Untersuchungen konnte bei Erwachsenen kein Zusammenhang zwischen dem PAK-Gehalt des Klebers, der Belastung des Hausstaubes und der Ausscheidung im Urin festgestellt werden.

Das Risiko ist für Kinder am größten

Bei der Untersuchung von Kleinkindern allerdings konnte bei denjenigen, die in belasteten Wohnungen lebten, eine leicht erhöhte Belastung gegenüber einer Kontrollgruppe festgestellt werden. Besonders deutlich war der Zusammenhang in den Fällen, in denen das Parkett der Wohnungen in einem sehr schlechten Zustand war.

Eine Arbeitsgruppe von Experten der Innenraumluftkommission des Umweltbundesamtes und der Obersten Landesgesundheitsbehörden schätzen auf Grund der Ergebnisse die Gefährdung durch PAK als vergleichsweise gering ein. Deshalb wurde für den Fall einer solchen Belastung von Innenräumen durch teerhaltige Parkettklebstoffe – anders als bei Asbest-, PCB- oder PCP-Belastung – keine Schwelle festgelegt, ab der Sanierungsmaßnahmen zwingend vorzuschreiben wären. Da erhöhte PAK-Belastungen dennoch unerwünscht sind, wird als Vorsorgemaßnahme ein abgestufter Maßnahmenkatalog empfohlen (☞ weiter unten).

Rechtliche Aspekte

Für einige andere Innenraumschadstoffe (Asbest, PCB, PCP) existieren in allen Bundesländern bauaufsichtliche Richtlinien, in denen Schwellenkonzentrationen der Schadstoffe in der Raumluft festgelegt wurden. Werden diese Werte überschritten, so ist der Gebäudeeigentümer zwecks Abwehr von Gesundheitsschäden zu einer Sanierung verpflichtet.

Keine Sanierungspflicht für PAK

Eine derartige bauaufsichtliche Richtlinie, die es zum Beispiel Mietern erleichtert, ihre Forderungen nach einer Wohnungssanierung gegenüber ihrem Vermieter durchzusetzen, gibt es für die PAK nicht.

Wie kann man erkennen, ob ein Fußboden PAK-belastet ist?

Um zu überprüfen, ob ein Fußboden möglicherweise PAK freisetzt, muss der verwendete Klebstoff genauer untersucht werden. Zur Entnahme einer Probe kann man entweder das Holz anbohren oder einen Parkettstab am Rand aufnehmen.

Ist der unter dem Parkett vorhandene Klebstoff nicht schwarz oder sehr dunkel gefärbt, so kann man davon ausgehen, dass es sich nicht um einen Teerkleber, sondern um PAK-freie Kunstharzkleber handelt. In diesem Fall brauchen keine weiteren Maßnahmen ergriffen zu werden. Neben der Farbe des Klebers gibt es weitere ergänzende Indizien, die auf eine mögliche PAK-Belastung des Klebstoffes hinweisen (☞ Kasten Seite 64).

Ist der Klebstoff dagegen schwarz, so muss eine Laboruntersuchung klären, ob es sich um einen PAK-haltigen Teerkleber oder um ein unbedenkliches Material auf Bitumenbasis handelt. Dazu werden etwa zwei Gramm des Klebstoffs benötigt. Er kann entweder vorsichtig von der Unterseite eines Parkettstabes abgekratzt oder mithilfe eines scharfen Werkzeugs aus dem Kleberbett herausgebrochen werden. Die meisten Laboratorien können die Untersuchungen problemlos durchführen. Auch die Stiftung Warentest bietet einen Analysenservice an, über den eingeschickte Proben auf die Schadstoffe PAK und PCB untersucht werden. Die Kosten für die Untersuchung (Bestimmung von Benzo[a]pyren (BaP) in einer Materialprobe) liegen bei 40 € bis 100 €.

Ergibt die Analyse BaP-Gehalte von einigen hundert bis zu mehreren tausend Milligramm pro Kilogramm Klebstoff, so handelt es sich tatsächlich um einen Teerkleber. Weniger als 10 Milligramm pro Kilogramm sind dagegen typisch für Bitumenkleber, die nicht als problematisch gelten.

Der Ablauf der Überprüfung einer möglichen PAK-Belastung ist als Fließschema in der Abbildung auf der folgenden Seite dargestellt.

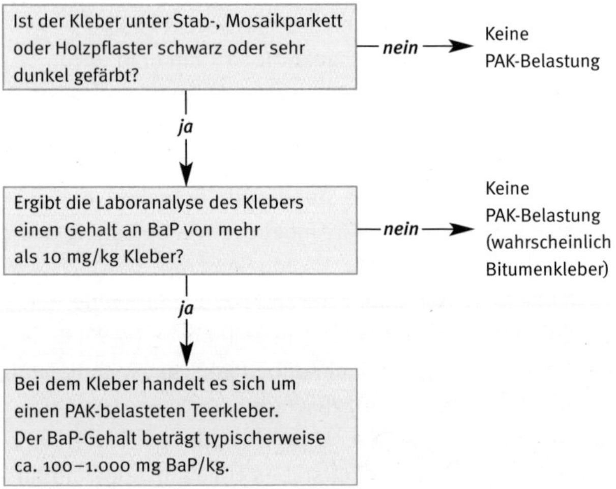

Vorgehensweise bei der Prüfung des Klebers

Wann kann ein PAK-haltiger Kleber zu einer Belastung in den Räumen führen?

Ein unbeschädigter Parkettboden stellt keine Gefahr dar

Bei einem einwandfreien, ordnungsgemäßen Zustand des Parkettbodens besteht keine Gefahr einer PAK-Belastung durch den Klebstoff. Jedoch kann sich durch äußere Einflüsse und im jahreszeitlichen Verlauf der Zustand eines Parkettbodens verändern, zum Beispiel indem sich die Fugen öffnen. Daher sollte ein unbeschädigter Parkettboden unbedingt in Ordnung gehalten werden.

Bei einem schadhaften Parkettboden ist das Risiko einer erhöhten PAK-Belastung dann besonders groß, wenn der spröde Kleber durch darüber liegende lose Stäbe oder starke mechanische Belastungen (Laufstrecken, hohle Stellen) zerrieben wurde und als feiner Staub über Öffnungen im Parkett in den Raum gelangen kann.

Parkettschäden, die zu einer PAK-Belastung der Räume führen können:

- *Das Parkett liegt ganz oder in Teilbereichen lose.*
- *Das Parkett weist Fugen zwischen den Stäben von mehr als 2 mm auf.*
- *Der Untergrund des Parketts hat hohle Stellen.*
- *Das Parkett federt nach.*

Wann besteht Handlungsbedarf?

Um Bewohnern und Gebäudeeigentümern eine Hilfestellung bei der Bewertung einer PAK-Belastung und der Durchführung von expositionsmindernden Maßnahmen an die Hand zu geben, wurde vom Deutschen Institut für Bautechnik (DIBt) ein Leitfaden herausgegeben. Er kann aus dem Internet heruntergeladen werden unter: http://www.stmi.bayern.de/bauen/baurecht/bautechnik/.

Maßnahmen bei beschädigten Parkettböden

Für schadhafte Parkettböden schlägt der Leitfaden in Abhängigkeit von der PAK-Belastung des Hausstaubs und der Nutzungsart der Räume abgestufte Maßnahmen zur Reduzierung der Belastung vor:

- Bei Räumen, die nicht als Aufenthaltsräume genutzt werden (zum Beispiel Lager-, Abstellräume, ungenutzte Räume) besteht kein Sanierungsbedarf.
- In Aufenthaltsräumen und Wohnungen sollen Maßnahmen zur Reduzierung der Belastung eingeleitet werden, wenn die Benzo[a]pyren-(BaP-)Konzentration im Hausstaub einen bestimmten Schwellenwert überschreitet. Dabei wird zwischen Räumen unterschieden, die von Erwachsenen genutzt werden, und Räumen, in denen sich Säuglinge und Kleinkinder regelmäßig mehrere Stunden am Tag aufhalten.

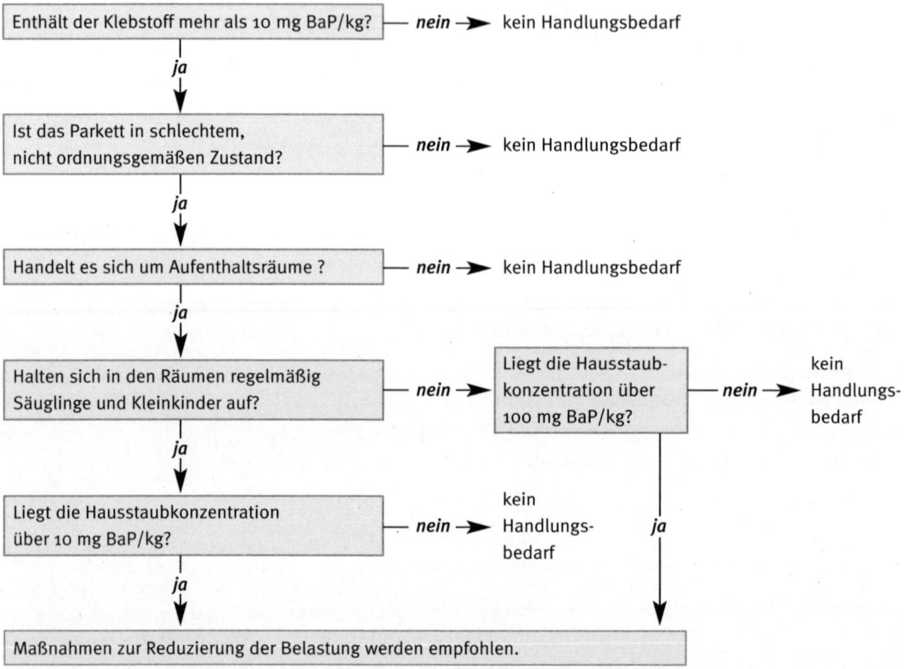

Prüfschema zur Ermittlung des Handlungsbedarfs

Eine Analyse des Haustaubes auf BaP ist ebenfalls in den meisten chemischen Laboratorien möglich. Wichtig ist, dass der zu untersuchende Staub durch Kehren gewonnen wird. Staub aus dem Staubsaugerbeutel kann nämlich Partikel enthalten, die erst durch das Saugen aus den Fugen dort hinein gelangt sind. Darin würden zu hohe BaP-Konzentrationen gefunden.

Eine medizinische Untersuchung kann sinnvoll sein

In unklaren Fällen empfiehlt sich neben der Analyse des Hausstaubes zusätzlich eine medizinische Untersuchung bei einem Umweltmediziner oder in der umweltmedizinischen Ambulanz einer Klinik. Diese Untersuchung sollte ein Humanbiomonitoring (Urin-Untersuchungen) einschließen.

Maßnahmen zur Verminderung der PAK-Belastung in Räumen

Haben die Prüfungen ergeben, dass eine PAK-Belastung vorliegt, dann sollten Vorsorgemaßnahmen ergriffen werden. Noch bevor durch bauliche Maßnahmen die PAK-Freisetzung unterbunden wird, kann durch einfache Maßnahmen die Belastung auf ein geringes Maß gesenkt werden. Tägliches feuchtes Wischen oder Saugen und häufiges Lüften (Stoßlüftung) hält die Staubbelastung gering.

Eine echte Sanierung kann jedoch nur dadurch erreicht werden, dass man das weitere Eindringen von PAK-haltigen Kleberpartikeln in den Raum unterbindet. Zum Ersten kann das Parkett oder die Kleberschicht abgesperrt oder überbaut werden. Die zweite Möglichkeit besteht darin, den gesamten PAK-haltigen Kleber zu entfernen. Welche der Sanierungsalternativen in Frage kommt, hängt vom Zustand des Fußbodenaufbaus sowie den räumlichen und baulichen Gegebenheiten ab und muss bei jedem Objekt geprüft werden. Die Sanierungsalternativen sind in der folgenden Abbildung dargestellt.

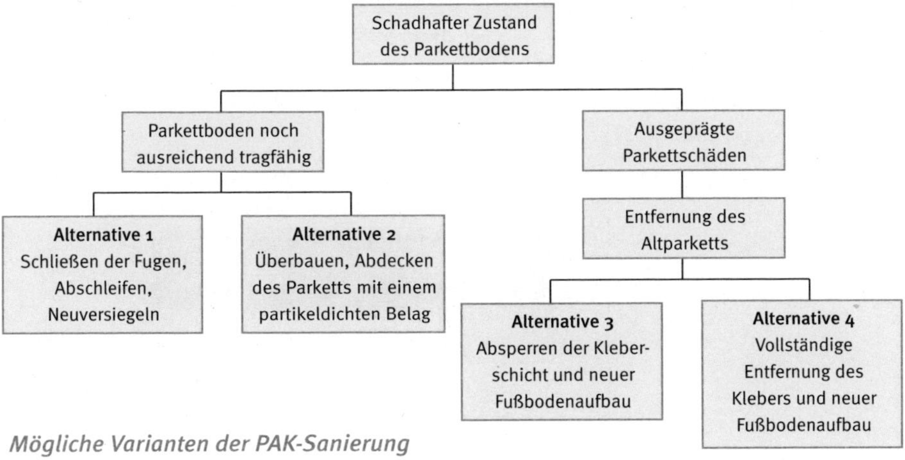

Mögliche Varianten der PAK-Sanierung

Jede der Sanierungsalternativen hat ihre spezifischen Vor- und Nachteile. Sie werden deshalb im Folgenden detaillierter beschrieben:

Alternative 1

Was man selbst tun kann

Liegt das Parkett noch fest, so kann kostengünstig der Weg der Kleberpartikel durch die Fugen versperrt werden. Dazu wird der Boden abgeschliffen; mit einer Fugenspachtelmasse werden die Fugen und Ritzen verschlossen und nach einem weiteren Schliff wird der Boden neu versiegelt. Wer handwerklich nicht übermäßig begabt ist, sollte diese Arbeiten einem Fachbetrieb überlassen.

Es ist darauf zu achten, dass eine besonders hoch elastische Fugenmasse verwendet wird, die auch langfristig Dehn- und Pressbewegungen der Hölzer mitmacht. Treten später starke Veränderungen der Luftfeuchtigkeit auf, so kann es durch die Schwell- und Schrumpfbewegungen des Holzes unter Umständen dennoch zur Bildung neuer Fugen kommen, die dann nachgedichtet werden müssen.

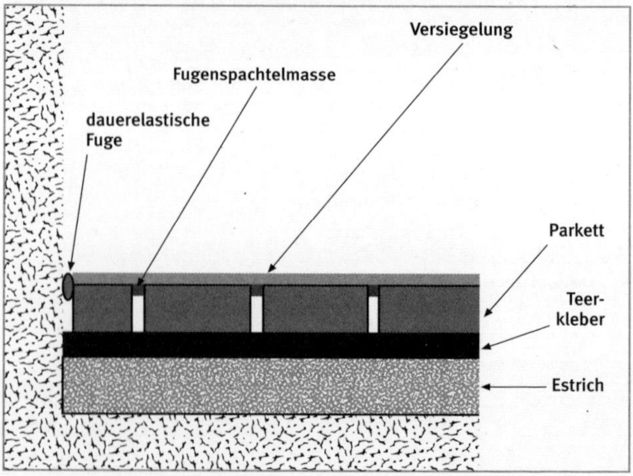

Sanierung durch Neuversiegelung

Alternative 2

Unter der Voraussetzung, dass die Hölzer noch vollflächig festliegen und eventuell vorhandene Hohlstellen mit dem Unterboden verschraubt werden, kann das Alt-Parkett ebenfalls erhalten bleiben. In diesem Fall können darauf Linoleum, Kunststoff-Beläge, Parkett und sogar Fliesen, Keramik- oder Natursteinplatten verlegt werden. Durch Spachtelmassen, Klebstoffe und einer Zwischenlage aus Verlegevlies oder Folie ergibt sich zusammen mit dem neuen Bodenbelag ein dichter Abschluss des belasteten Unterbodens. Auch diese Arbeiten sollten ungeübte Heimwerker Fachbetrieben überlassen.

Alternative 3

Was man Fachbetrieben überlassen sollte

Ist das Alt-Parkett nicht mehr intakt oder auf einer größeren Fläche nicht mehr fest liegend, so muss es entfernt werden. Durch solche Arbeiten wird die PAK-belastete Kleberschicht freigelegt und es können sehr hohe Konzentrationen an PAK-haltigen Stäuben im Arbeitsbereich auftreten. Deshalb müssen diese Arbeiten unter aufwendigen Schutzmaßnahmen durchgeführt werden. Sie dürfen ausschließlich von Fachbetrieben durchgeführt werden. Diese sollten zudem bereits Erfahrungen mit solchen Sanierungen haben.

Nach der Entfernung des Altparketts verbleibt der PAK-haltige Alt-Klebstoff auf dem Untergrund. Lediglich lose oder labile Zonen der ansonsten fest haftenden alten Kleberschicht müssen entfernt werden. Zur Versiegelung werden mehrere Lagen einer Reaktionsharzgrundierung auf die Kleberschicht aufgebracht. Darauf kann ein neuer ebener und verlegereifer Untergrund hergestellt werden, auf dem dann eine Neuverlegung jeder Art von Bodenbelag möglich ist.

Alternative 4
In Ausnahmefällen haftet auch die Kleberschicht über weite Bereiche nicht mehr auf dem Untergrund oder der darunter liegende Estrich ist so schadhaft, dass der gesamte Kleber und eventuell auch der Estrich entfernt werden muss. Unabhängig von diesen bautechnischen Gründen bestehen viele Eigentümer auf der vollständigen Entfernung des gesamten belasteten Materials. Die Totalentfernung ist die durchgreifendste aber auch teuerste Sanierungsvariante. Sie ist zudem nur unter sehr aufwändigen Schutzmaßnahmen durchführbar.

Tipp: Lassen Sie sich unbedingt die Qualifikation des durchführenden Betriebes für die Durchführung solcher Sanierungen nachweisen!

Nach der Aufnahme des Alt-Parketts muss der Kleber vollständig abgefräst werden. Selbst bei Verwendung der für diese Arbeiten vorgeschriebenen Fräsen mit Absaugung treten im Arbeitsbereich immer noch extrem hohe PAK-Konzentrationen auf, die den für Arbeitsplätze geltenden Luftgrenzwert für BaP von 0,002 Milligramm pro Kubikmeter Luft um ein Zigfaches übersteigen können. Ein Abschleifen des Klebers ist nicht möglich, da er sich dabei in eine schmierende Masse verwandeln würde.

Eine sehr gute Alternative zum Fräsverfahren ist die Entfernung des Klebers durch Höchstdruckwasserstrahlen. Der Vorteil liegt darin, dass durch eine gekapselte Bauweise und die Verwendung von Wasser ein weitestgehend staubfreies Arbeiten erreicht wird. Dadurch kann auf weitergehende Schutz- und Lüftungsmaßnahme bei den Arbeiten verzichtet werden. Nachteilig sind die hohen Gerätekosten. Dennoch ist das Höchstdruckwasserstrahlen gerade bei größeren Flächen auch unter wirtschaftlichen Aspekten eine Alternative zu den Fräsverfahren.

Bei den Alternativen 3 und 4 muss mit einer starken Freisetzung PAK-haltiger Partikel gerechnet werden. Ohne geeignete Schutzmaßnahmen können diese Arbeiten stark gesundheitsgefährdend sein. Werden sie nicht sach- und fachgerecht ausgeführt, besteht außerdem die Gefahr, dass statt einer Reduzierung im Gegenteil eine Verschlimmerung der Belastung eintritt. Es wird daher dringend davor gewarnt, diese Arbeiten in Eigenregie durchzuführen oder unqualifizierte Firmen mit einer derartigen Sanierung zu beauftragen.

Wie kann eine fachgerechte Sanierung sichergestellt werden?

Überzeugen sie sich deshalb vor der Auftragserteilung von der Qualifikation der Firmen. Fragen sie nach, ob die Firma einschlägige Erfahrung mit diesen Arbeiten hat und Referenzobjekte benennen kann und ob die Mitarbeiter an Sachkundelehrgängen teilgenommen haben. Um die Firmen zu einer sorgfältigen Arbeitsweise anzuhalten, kann im Auftrag vereinbart werden, dass der Auftragsumfang eine erneute Hausstaubanalyse einen Monat nach Abschluss der Arbeiten umfasst. Darüber hinaus kann festgelegt werden, dass nur dann die Zahlung der letzten Rate des Rechnungsbetrages erfolgt, wenn die BaP-Belastung dann unter einem vereinbarten Sanierungsleitwert von zum Beispiel fünf Milligramm BaP pro Kilogramm Hausstaub liegt. Bei darüber liegenden Belastungen sind vom Auftragnehmer kostenfreie Nacharbeiten zu leisten.

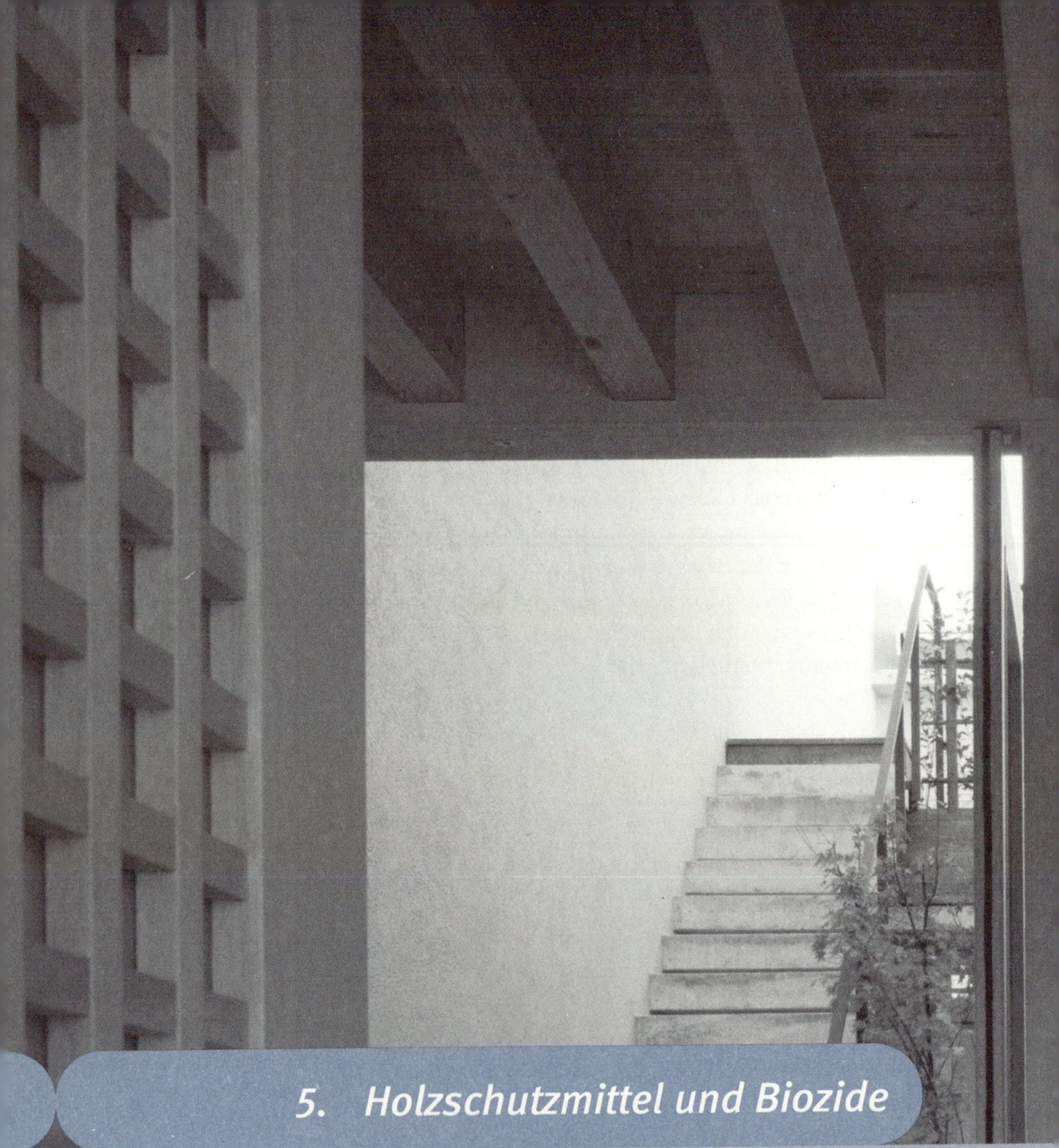

5. Holzschutzmittel und Biozide

Im Eigenheimbau der 1960er und 1970er Jahre wurde zunehmend Holz verbaut. In der Folge stieg die Verwendung von Holzschutzmitteln auch im Innenraum stark an. Meist enthielten sie eine Kombination verschiedener Wirkstoffe: Fungizide sollten das Holz vor Pilzen, Insektizide es vor Insekten schützen. Neben den Holzschutzmitteln gibt es eine hohe Anzahl weiterer Biozide mit einer großen Palette an Wirkstoffen.

Holzschutzmittel

Problemwirkstoffe: Pentachlorphenol und Lindan

Bei der Belastung von Wohnungen mit Holzschutzmitteln ist der heute verbotene Wirkstoff Pentachlorphenol (PCP) der wichtigste. Besonders verbreitet war die Kombination mit dem Insektizid Lindan, auch als Hexachlorcyclohexan (HCH) bekannt.

Der Einsatz PCP-haltiger Holzschutzmittel erfolgte

a) vorbeugend bei

- *tragenden und aussteifenden Hölzern, insbesondere im Dachstuhlbereich sowie bei Holztreppen und -geländern,*
- *Holzfenstern und Außentüren als Holz schützende Grundierungen und Lasuren,*
- *großflächigen Holzverkleidungen, Vertäfelungen, mitunter Holzfußböden und Ähnlichem – häufig auch zu dekorativen Zwecken;*

b) bekämpfend bei

- *Holzschutzmaßnahmen im Rahmen von Schwammsanierungen,*
- *Maßnahmen gegen Hausschwamm im Mauerwerk (durch Injektion, großflächig oder im Verputz),*
- *Insektenbefall, insbesondere im Dachstuhlbereich (die Gelegenheit der Schutzbehandlung wurde meist dazu genutzt, zusätzlich zu einem Insektizid als vorbeugende Maßnahme gegen Pilzbefall PCP einzubringen).*

Außerhalb des Anwendungsbereichs „Holz“ wurde PCP als Konservierungsstoff unter anderem für Leder eingesetzt und kann somit auch in älteren Sitzmöbeln enthalten sein. Weitere Einsatzgebiete waren Teppichböden, Pappe, Klebstoffe und Anderes. Lindan wird heute noch in der Land- und Forstwirtschaft sowie in der Humanmedizin zur Bekämpfung von Läusen und Krätzmilben eingesetzt. Neben PCP und Lindan wurden in den alten Bundesländern noch weitere Wirkstoffe für lösemittelhaltige Holzschutzmittel verwendet: Permethrin, Chlornaphthaline (in Spanplatten für Fertighäuser; ☞ Kapitel „Formaldehyd"), Chlorthalonil und Endosulfan. Das in der ehemaligen DDR am häufigsten eingesetzte Holzschutzmittel „Hylotox 59" enthielt als Wirkstoffe ca. vier Prozent DDT und Lindan.

Gesundheitsgefahren durch PCP und Lindan

Symptome von Holzschutzmittelvergiftungen

Bei vielen Menschen, in deren Wohnungen PCP-haltige Holzschutzmittel eingesetzt wurden, traten zum Teil schwerwiegende und lang andauernde gesundheitliche Beeinträchtigungen auf. Akute Symptome sind unter anderem raschere Ermüdbarkeit, verminderte Konzentrationsfähigkeit, verlangsamte Auffassung, motorische Ungeschicklichkeit, Infekthäufung, Kopfschmerzen, Reizbarkeit und Ruhelosigkeit. PCP ist außerdem krebserzeugend und kann ungeborenes Leben schädigen. Darüber hinaus steht es im Verdacht, erbgutschädigend zu sein. Lindan kann das Nervensystem schädigen, wird aber – im Unterschied zu PCP, das sich im Fettgewebe anreichert – schnell wieder aus dem Organismus ausgeschieden. PCP und Lindan können auch heute noch aus den behandelten Hölzern ausgasen und die Raumluft belasten. Die Stoffe werden über die Atemluft, die Haut und über belastete Nahrung aufgenommen. Die Höhe der Schadstoff-Konzentration in der Raumluft ist sowohl von der Art und Menge der eingesetzten Holzschutzmittel als auch von den klimatischen Bedingungen im Raum abhängig. PCP kann zudem aus Primär- und aus Sekundärquellen stammen (☞ Kapitel „VOC").

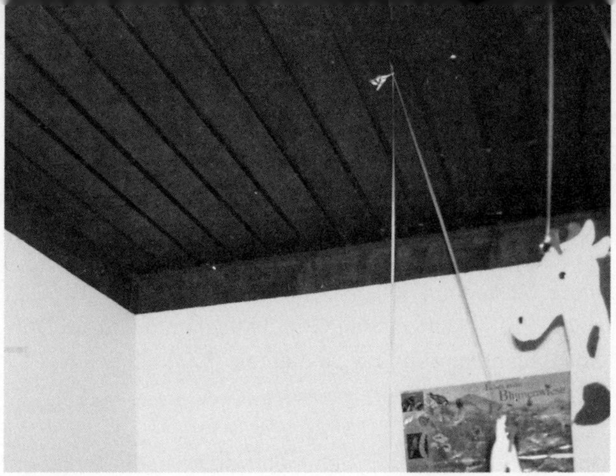

Mit Holzschutzmitteln behandelte Raumdecke

Erkennen und Bewerten einer Holzschutzmittel-Belastung

Eine Holzschutzmittel-Behandlung ist nicht unbedingt optisch erkennbar, sondern nur durch eine Analyse sicher festzustellen.

Über Regelungen und Hinweise zur Vorgehensweise bei Holzschutzmittel-Verdacht, von der gesundheitlichen Bewertung bis zur Sanierung gibt die „Richtlinie für die Bewertung und Sanierung Pentachlorphenol-(PCP-)belasteter Baustoffe und Bauteile in Gebäuden" Auskunft (PCP-Richtlinie), im Internet unter: www.katumwelt.de/icheck/dokumente/pcbnrw.htm.

Staubanalyse

Da die vom Holz abdampfenden Wirkstoffe zum Teil an Staub gebunden werden, ist mit der Hausstaubanalyse eine grobe Einschätzung der Belastungssituation möglich. In der PCP-Richtlinie wird zwischen Alt- und Frischstaub unterschieden. Bei Altstaub handelt es sich demnach um Staub unbekannten Alters, wie er häufig auf Oberflächen von Einrichtungsgegenständen anzutreffen ist. Frischstaub ist dagegen Staub, der nur ca. eine Woche alt ist und typischerweise mit dem Staubsauger aufgenommen wird. Einzelheiten der Probenahme sollten mit dem beauftragten Analyselabor besprochen werden. Gemäß dem Ablaufschema zur Ermittlung der Sanierungsnotwendigkeit nach der PCP-Richtlinie lassen Gehalte von mehr als einem Milligramm PCP pro Kilogramm Frischstaub bzw. mehr als fünf Milligramm PCP pro Kilogramm Altstaub auf eine Behandlung von Holz mit einem PCP-haltigen Holzschutzmittel schließen.

Materialanalyse Ob ein bestimmtes Holz behandelt ist, kann durch die Staubanalyse jedoch nicht geklärt werden. Hierfür muss das Material selbst untersucht werden. Für eine Analyse werden von der Oberfläche bis zu 2 Millimeter Tiefe Späne entnommen und an ein Untersuchungslabor geschickt. Bei der Materialanalyse gilt eine PCP-Konzentration in der Oberfläche des Holzes von mehr als 50 Milligramm pro Kilogramm Holz als bedeutsam (☞ Ablaufschema zur Ermittlung der Sanierungsnotwendigkeit auf Seite 82).

Die sich daraus ergebende Raumluftkonzentration ist abhängig von der Größe der behandelten Fläche. Gemäß PCP-Richtlinie sind erhöhte Konzentrationen in der Raumluft zu erwarten, wenn die mit der Raumluft in Kontakt befindliche behandelte Holzfläche in einem Verhältnis zum Raumvolumen von mehr als 0,2 Quadratmeter pro Kubikmeter steht.

Beispielrechnung zum „Verhältnis behandelte Fläche zu Raumvolumen“

In einem Raum mit 5 Meter Länge, 4 Meter Breite und 2,5 Meter Höhe (Volumen = 50 Kubikmeter) ist die Holzdecke mit Holzschutzmitteln behandelt. Für die behandelte Fläche ergibt sich ein Wert von 5 Meter x 4 Meter = 20 Quadratmeter. Das Verhältnis behandelte Fläche zu Raumvolumen beträgt damit 20 Quadratmeter geteilt durch 50 Kubikmeter = 0,4 Quadratmeter pro Kubikmeter. Dieser Wert überschreitet den in der Richtlinie genannten Wert von 0,2 Quadratmeter pro Kubikmeter.

Sind die Voraussetzungen zum PCP-Gehalt in der Holzoberfläche und zur Größe der behandelten Fläche erfüllt, dann sollen gemäß PCP-Richtlinie im nächsten Schritt Raumluftmessungen durchgeführt werden.

In Streitfällen, etwa zwischen Mietpartei und Vermieter, muss die PCP-Richtlinie und damit auch das Ablaufschema zur Ermittlung der Sanierungsnotwendigkeit unbedingt beachtet werden. Sind die behandelten Holzbauteile jedoch Eigentum des Mieters, kann die Vorgehensweise verkürzt werden, was Zeit und Analysekosten erspart. (☞ Kapitel „Rechtliche Aspekte“). Dazu wird die Holzoberfläche analysiert und bei Bestätigung des Verdachts sofort eine Raumluftmessung durchgeführt.

Bewertung von PCP in der Raumluft

PCP-Raumluftkonzentrationen werden gemäß PCP-Richtlinie wie folgt bewertet:

a) In Aufenthaltsräumen ist von einer möglichen gesundheitlichen Gefährdung auszugehen, wenn die im Jahresmittel zu erwartende Raumluftkonzentration über einem Mikrogramm PCP pro Kubikmeter Luft liegt.
b) Bei Wohnungen oder anderen Räumen, in denen sich Personen über einen längeren Zeitraum regelmäßig mehr als acht Stunden am Tag aufhalten und in denen nutzungsbedingt auch Expositionen über Staub und Lebensmittel etc. zu erwarten sind, wie zum Beispiel in Kindertagesstätten oder Heimen, ist eine gesundheitliche Gefährdung schon dann möglich, wenn die im Jahresmittel zu erwartende Raumluftkonzentration unter 1 Mikrogramm PCP pro Kubikmeter Luft, aber über 0,1 Mikrogramm PCP pro Kubikmeter Luft liegt und gleichzeitig im Blut eine PCP-Belastung von mehr als 70 Mikrogramm PCP pro Liter (Serum) oder im Urin eine PCP-Belastung von mehr als 40 Mikrogramm PCP pro Liter vorliegt.

Ablaufschema zur Ermittlung der Sanierungsnotwendigkeit

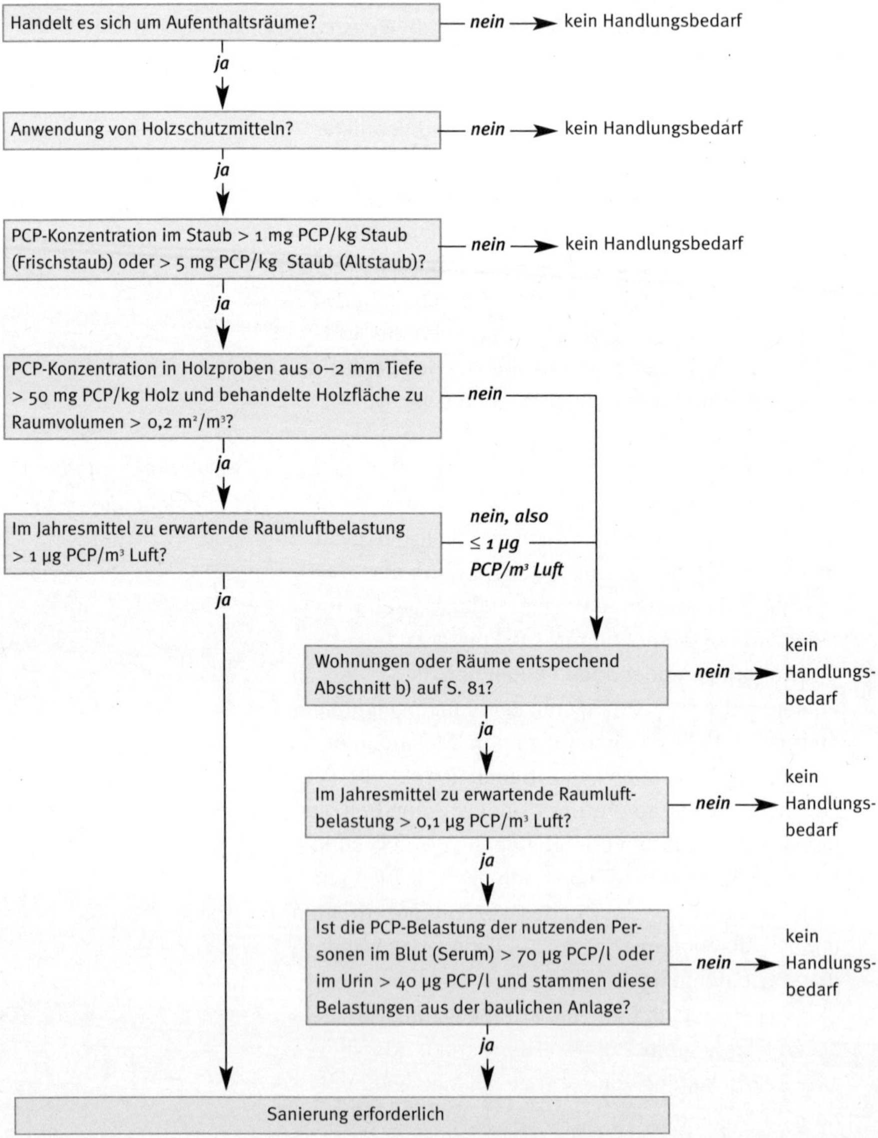

Minderungsmaßnahmen

Bereits mit einfachen Maßnahmen kann eine PCP-Belastung der Raumluft vermindert werden, zum Beispiel durch:
- täglich mehrmaliges Lüften über weit geöffnete Fenster (Stoßlüftung),
- wiederholtes feuchtes Reinigen aller harten Oberflächen (zum Beispiel Holzbauteile, Fußböden, Möbel, Hausrat) mit 0,5-prozentiger Sodalösung, der etwas Spülmittel zugesetzt ist und
- Waschen bzw. Reinigen von Textilien (Kleidung, Vorhänge, Teppiche etc.).

Sanierung

Sanierungsgrundsätze

Für eine erfolgreiche und dauerhafte Sanierung sind verschiedene Methoden geeignet:
- Entfernen behandelter Bauteile
- Beschichten und Bekleiden behandelter Bauteile
- Räumliches Trennen behandelter Bauteile
- Entfernen behandelter Bereiche von Bauteilen
- Entfernen oder Reinigen sekundär belasteter Materialien oder Gegenstände

Wurden größere Mengen belasteter Hölzer verbaut oder werden Raumluft-Konzentrationen im Bereich von 0,5 $\mu g/m^3$ oder mehr festgestellt, so muss vor der Sanierung geprüft werden, ob es auch sekundär belastete Materialien gibt (Bauteile, Einrichtungsgegenstände). Sie müssen ggf. in die Sanierung mit einbezogen werden. Großflächige Sekundärquellen können nämlich – selbst nach vollständigem Entfernen der Primärquellen – erhöhte PCP-Raumluftkonzentrationen aufrechterhalten. Dieser Punkt sollte mit einem Sachverständigen erörtert werden.

Sanierungsmethoden

Entfernen behandelter Bauteile

Rauswerfen ist das Sicherste

Eine abschließende Problemlösung ist das Entfernen der kontaminierten Bauteile. Spätere Kontrolluntersuchungen sind in diesem Fall nicht erforderlich. Bei nicht tragenden Bauteilen, wie Holzverkleidungen und Treppengeländern, ist der Ausbau vergleichsweise einfach. Dagegen stellt das Entfernen tragender oder aussteifender Bauteile einen Eingriff in die Statik des Gebäudes dar und ist daher aufwendiger und kostspieliger.

Beim Ausbau belasteter Hölzer müssen die in der PCP-Richtlinie beschriebenen Schutzmaßnahmen beachtet werden. Können die Hölzer beschädigungsfrei ausgebaut werden und ist nicht mit einer Staubfreisetzung zu rechnen, so ist es grundsätzlich möglich, kleinere Arbeiten auch in Eigenregie durchzuführen. Aber Vorsicht: Hinter Verkleidungen können erhebliche Mengen an PCP-belastetem Staub lauern. Umfangreichere Arbeiten sollten auf jeden Fall durch ein qualifiziertes Unternehmen erfolgen. Entsprechende Firmen sind mit den möglichen Gefahren und den zu treffenden Schutzmaßnahmen vertraut und verfügen über die erforderlichen Geräte (zum Beispiel Spezialstaubsauger) (☞ Kapitel „Schimmel“).

Beschichten und Bekleiden behandelter Bauteile

Falls nötig: Absperren

Mit Holzschutzmitteln behandelte Bauteile können durch eine Sperrschicht gegen die Raumluft abgedichtet werden. Voraussetzung für die Wirksamkeit dieser Maßnahme ist, dass die Beschichtung vollflächig aufgebracht wird und sie ausreichend dicht sowie dauerhaft ist. Solche Beschichtungen oder Bekleidungen wirken als Dampfsperren, daher sind gegebenenfalls bauphysikalische Belange zu berücksichtigen (Entstehen von Feuchtigkeit und damit eine Gefahr von Schimmelbildung; ☞ Kapitel „Schimmel“). Als Sperrschicht kommen Sperranstriche und Isolierfolien bzw. -tapeten in Frage. Dampfdiffusionsdichte Aluminiumfolien sind im Dachdeckerbedarf erhältlich.

Bei der *Beschichtung mit Sperranstrichen* ist zu beachten:

- Die Beschichtungssysteme müssen ein ausreichendes Eindringvermögen in den Rissgrund und eine ausreichende Bruchdehnung zur Rissüberbrückung aufweisen sowie dauerelastisch sein.
- Vor dem Aufbringen von Beschichtungen ist das PCP chemisch oder physikalisch auf der Holzoberfläche zu fixieren oder zu modifizieren. Damit soll verhindert werden, dass Lösemittel in den Beschichtungen zu einer erhöhten Emission von PCP führen bzw. die Diffusion von PCP in die Beschichtung soll vermindert werden.
- Es dürfen selbstverständlich ausschließlich gesundheitlich unbedenkliche Beschichtungssysteme verwendet werden (☞ Kapitel „VOC“).

Bei der *Bekleidung mit Sperrfolien/-tapeten* ist zu beachten:

- Die Folie muss vollflächig dicht aufgebracht werden. Stöße sind mit Folienstreifen abzudichten. Verklebungen sollten mit Klebebändern oder lösemittelarmem bzw. -freiem Kleber erfolgen.
- Durch eine zusätzlich auf die Folie aufgebrachte Abdeckung (zum Beispiel Gipskarton oder Holz) lässt sich die Oberfläche nach Wunsch gestalten. Kleine Löcher in der Folie durch Befestigungsschrauben beeinträchtigen die Wirksamkeit nicht.
- Anschlüsse an angrenzende Bauteile müssen möglichst dicht hergestellt werden. Bei Bauteilen, die sich gegeneinander verschieben können (zum Beispiel an Fugen), sind die Folien mit Bewegungsspielraum jedoch dicht schließend anzubringen.

Räumliche Trennung behandelter Bauteile

Als Ergänzung oder zur Not: Abtrennen

Zur räumlichen Trennung behandelter Bauteile werden diese durch Bekleidungen – zum Beispiel aus Gipskarton- bzw. formaldehydfreien Holzwerkstoffplatten oder durch leichte Trennwände – luftdicht gegen die Raumluft abgeschottet. Stöße und Anschlüsse an bestehende angrenzende Bauteile müssen weitestgehend dicht hergestellt werden. Die räumliche Trennung kann mit einer Folienbekleidung oder einem Sperranstrich kombiniert werden. Eine Trennung kontaminierter von nicht kontaminierten Gebäudebereichen kann durch Abdichten von Öffnungen in bestehenden Wänden oder Decken erreicht werden.

Entfernen behandelter Bereiche von Bauteilen

Im Regelfall befinden sich über 90 Prozent des Holzschutzmittels in den obersten drei bis fünf Millimetern des Holzes. Nach Ermittlung der genauen Eindringtiefe können die behandelten Bereiche durch Hobeln bzw. Fräsen (mechanisch) oder durch Ablaugen (physikalisch-chemisch) entfernt werden.

Staubintensive Maßnahmen vom Fachbetrieb ausführen lassen

Beim Hobeln oder Fräsen werden – selbst bei einer Absaugung direkt an der Maschine – erhebliche Mengen kontaminierten Staubes freigesetzt. Daher müssen aufwendige Maßnahmen getroffen werden, um benachbarte Bereiche oder im Sanierungsbereich befindliche nicht kontaminierte Bauteile zu schützen. Solche Arbeiten sollten auf keinen Fall in Eigenregie durchgeführt werden (☞ Kapitel „Schimmel").

Wenn die Eindringtiefe des Wirkstoffs in die Holzoberfläche maximal zwei Millimeter beträgt oder auch bei sehr kleinen Flächen, wie zum Beispiel Fensterrahmen, kommt auch ein Ablaugen der Holzoberfläche in Betracht. Vor Beginn der Arbeiten müssen der Fußboden und gegebenenfalls andere Bauteile mit einer Folie dicht abgeklebt werden. Das zu sanierende Holzbauteil wird dann mit so genannten Abbeizstrips aus verdickter Natronlauge oder mit Sodalösung (Achtung: beides ätzend!) eingestrichen und die Lack- bzw. Lasurschicht zusammen mit der obersten stark kontaminierten Holzschicht mittels eines Spachtels abgetragen. Dabei wird zum einen die Deckschicht entfernt, zum anderen wird das verbleibende PCP durch Reaktion mit den Laugen weitgehend fest im Holz gebunden.

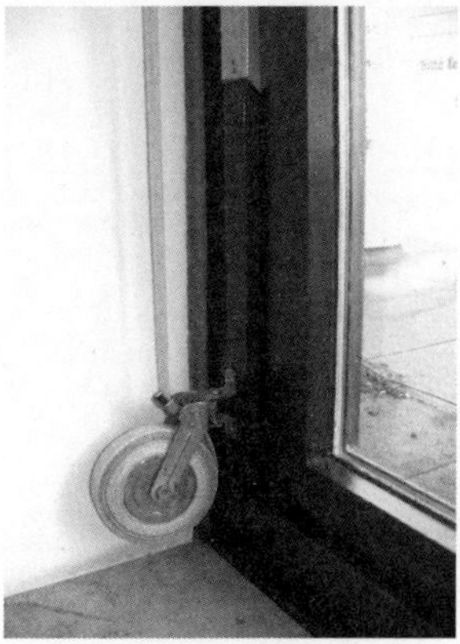

Mit Holzschutzmittel behandelter Fensterrahmen

Entfernen oder Reinigung sekundär belasteter Materialien oder Gegenstände

Großflächige Sekundärquellen, wie zum Beispiel Wände oder Decken, können beschichtet oder räumlich abgetrennt werden. Kontaminierte Gegenstände, wie Mobiliar, Teppiche oder Gardinen, sollten gründlich gereinigt werden. Aus Textilien lässt sich PCP durch Waschen mit handelsüblichen Waschmitteln weitgehend entfernen.

Oberflächlich kontaminierte Gegenstände können durch wiederholte Behandlung mit 0,5-prozentiger Sodalösung gereinigt werden, der etwas Spülmittel zugesetzt wird. Belastete Gegenstände, die schlecht zu reinigen sind, wie Tapeten oder Polstermöbel, sollten besser entfernt und entsorgt werden.

Abfallentsorgung

Belastete Hölzer, Späne, Flüssigkeiten und sonstige kontaminierte Materialien müssen als Sonderabfall entsorgt werden. Auf keinen Fall darf behandeltes Holz – ob mit oder ohne Holzschutzmittel – für den Hausbrand verwendet werden. Ansprechpartner für die ordnungsgemäße Beseitigung sind die Umweltämter oder die zuständigen lokalen Abfallwirtschaftsbetriebe.

Erfolgskontrolle

Unabhängig von der Wahl der Methode sollte nach Abschluss einer Sanierung der Erfolg der Maßnahme (Unterschreitung des Vorsorgewertes von 0,1 Mikrogramm pro Kubikmeter Raumluft) durch eine Luftmessung überprüft werden.

Sonstige Biozide

Biozide sind weit verbreitet

Alle Biozide sind dazu bestimmt, auf chemischem oder biologischem Wege Schadorganismen zu zerstören, abzuschrecken oder unschädlich zu machen. Dabei kann es sich um tierische Lebewesen (wie Motten und Käfer), um Pflanzen (zum Beispiel Algen), oder auch um Mikroorganismen (wie Holz zerstörende Pilze oder Bakterien) handeln. Biozid-Produkte dienen unter anderem dazu, die Haltbarkeit von Lebensmitteln, aber auch von Farben und Lacken zu verlängern oder Schädigungen von Baumaterialien (wie Holz) und Einrichtungsgegenständen (zum Beispiel Wollteppiche) zu verhindern. Auch Produkte zur Desinfektion und zur Bekämpfung von Nagetieren oder Schnecken sind Biozid-Produkte. Die in ihnen notwendigerweise enthaltenen Gifte können sie grundsätzlich auch zu einer Gesundheitsgefährdung für die Anwender bzw. Wohnungsnutzer machen.

Konservierungsmittel in Farben und Lacken

Dispersionsfarben und wasserbasierte Lacke bilden einen idealen Nährboden für Mikroorganismen. Damit diese Anstrichstoffe nicht vorzeitig verderben, werden ihnen Biozide beigegeben („Topfkonservierer“). Nach dem Verstreichen verdampfen diese und gelangen damit in die Raumluft. Verwendet werden hauptsächlich zwei Stoffgruppen:

Isothiazolinone und Formaldehyd oder so genannte Formaldehydabspalter. Bei der Verarbeitung von Wandfarben, die Formaldehyd/-abspalter enthalten, muss sowohl bei der Verarbeitung als auch bis zu zwei Wochen danach mit Formaldehyd in der Raumluft gerechnet werden. Er kann zu Schleimhautreizungen besonders der Augen führen. Die Konzentrationen nehmen aber schnell ab.

Bei der Gruppe der Isothiazolinone ist es vor allem die Stoffkombination 2-Methyl-4-isothiazolin-3-on und 5-Chlor-2-methyl-4-isothiazolin (MIT/CIT), die zu gesundheitlichen Beeinträchtigungen führen kann. In den ersten Tagen nach dem Anstreichen kann die Raumluft gesundheitlich bedenkliche Konzentrationen enthalten. Hautkontakt – ja selbst der Kontakt mit belasteter Luft – kann bei sensibilisierten Menschen Hautekzeme hervorrufen (☞ Kapitel „Allergien)“.

Alternativen für Allergiker

Der Einsatz von MIT/CIT und Formaldehyd/-abspaltern ist zwar auch für emissionsarme Wandfarben mit dem Umweltzeichen RAL-UZ 102 (Blauer Engel) nicht verboten. Die Gehalte sind allerdings begrenzt. Außerdem wird MIT/CIT heute praktisch nicht mehr eingesetzt. Für Allergiker werden im Handel „emissionsfreie“ Dispersionsfarben angeboten, die weder Konservierungsstoffe noch Lösemittel oder Weichmacher enthalten (☞ Kapitel „VOC“).

Mottenschutzmittel

Die meisten Wollteppiche enthalten Permethrin

Bei Bezugsstoffen aus Wolle und für Wollteppiche sowie -teppichböden werden meist Mottenschutzmittel eingesetzt. Der Wirkstoff ist in der Regel Permethrin. Eine wirksame Ausrüstung gegen Motten bzw. Käfer beträgt zwischen 35 und 100 Milligramm Permethrin pro Kilogramm Wolle. Die Kennzeichnung behandelter Produkte ist nicht vorgeschrieben. Allerdings setzen bestimmte Wollsiegel,

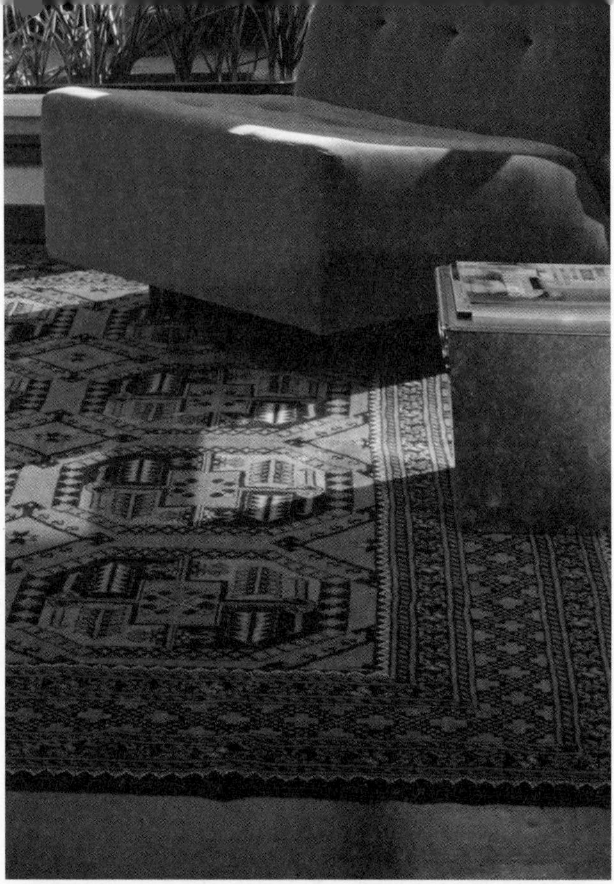

Permethrin in Bezugsstoffen und Teppichen: Gefährlich?

wie zum Beispiel „Woolmark“, „Wools of New Zealand“ oder auch das „Teppichsiegel“ für Wollteppiche, eine Ausrüstung mit Mottenschutzmitteln voraus. Permethrin befindet sich außerdem in Insektenbekämpfungsmitteln für Katzen und Hunde. Die Pyrethroide, zu denen das Permethrin gehört, haben eine hormonähnliche Wirkung und können das Nervensystem beeinflussen. Ob es durch die behandelte Wollprodukte tatsächlich zu gesundheitlichen Beeinträchtigungen kommen kann, ist umstritten. Eine wissenschaftliche Studie kommt jedoch zu dem Ergebnis, dass die Permethrin-Gehalte in Hausstäuben zu hoch sind, als dass gesundheitliche Risiken ausgeschlossen werden könnten.

Weitere Biozide

Unnötige Biozid-Produkte

Mehr und mehr Hersteller nutzen die Furcht vieler Verbraucher vor Mikroorganismen für unseriöse Geschäfte aus. Neben antibakteriellen WC-Deckeln, Waschmitteln, Unterwäsche, Matratzen, Einlegesohlen und Kühlschränken gibt es inzwischen sogar den antibakteriellen Parkettfußboden. Mit Werbesprüchen wie „von diesen Böden kann man essen" wird suggeriert, Eltern würden ihre Kinder andernfalls einem gesundheitlichen Risiko aussetzen.

Nicht nur, dass solche Produkte ihre diesbezüglichen Versprechen oft nicht einlösen können, gerade der sorglose Einsatz von Bioziden in Gegenständen des täglichen Bedarfs oder im Parkettlack erzeugt im Gegenteil unnötige Risiken. So kann der in Textilien weit verbreitete Wirkstoff Triclosan Allergien auslösen und die Bildung resistenter Bakterien und Pilze fördern, ähnlich wie man es von Antibiotika-Resistenzen kennt. Deshalb ist grundsätzlich eine besondere Skepsis gegenüber Produkten angebracht, deren Hersteller mit angeblichen hygienischen Vorzügen werben.

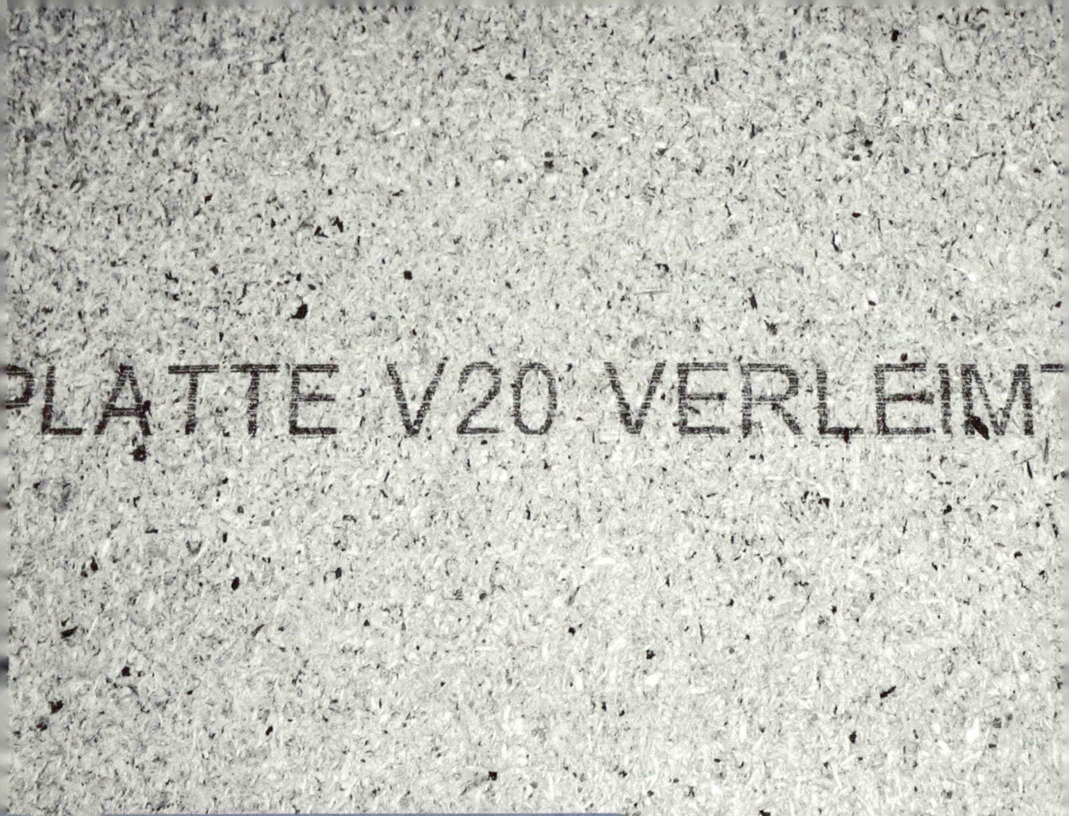

6. Formaldehyd

Mitte der 1970er Jahre lenkte der Stoff Formaldehyd die Aufmerksamkeit von Behörden und Gesetzgeber auf die Belastung der Raumluft mit Chemikalien aus Bauprodukten und Einrichtungsgegenständen. Im Unterschied zu anderen Gebäude-Schadstoffen, wie Asbest oder dem Holzschutzmittel PCP, ist die Verwendung von Formaldehyd heute nicht verboten. Vielmehr ist die Chemikalie immer noch ein bedeutendes Basisprodukt der chemischen Industrie. Ein Großteil der produzierten Menge wird zur Herstellung von Leimen für Holzwerkstoff-Platten verbraucht. Dazu zählen neben den bekannten Spanplatten auch Tischler- und grobe Spanplatten (zum Beispiel OSB-Platten) sowie Sperrholz- und MDF-(mitteldichte Faser-)Platten.

Vorkommen und Gesundheitsgefahren

Quellen für Formaldehyd in Innenräumen

Neben Tabakrauch sind Holzwerkstoff-Platten die bedeutendsten Quellen für Formaldehyd in Innenräumen. Erhöhte Formaldehyd-Konzentrationen können ferner durch die Verwendung von Desinfektionsmitteln sowie Wandfarben und Lacken auf wässriger Basis entstehen, wenn ihnen Formaldehyd zur Konservierung zugesetzt wurde. Diese Produkte führen allerdings nur zu einer vorübergehenden Belastung. Dagegen kommt es bei den Holzwerkstoff-Platten infolge einer geringfügigen Zersetzung des Leims zu einer andauernden Abgabe von Formaldehyd, deren Höhe bei den einzelnen Plattentypen sehr unterschiedlich ist (☞ Abschnitt „Einteilung der Holzwerkstoffe“).

Gesundheitsgefahren durch Formaldehyd

Formaldehyd kann wegen seines stechenden Geruchs zu Belästigungen führen und die Augen- und Nasenschleimhäute reizen. Die Internationale Krebsforschungsbehörde IARC hat ihn kürzlich als nachweislich krebserzeugend eingestuft. Bisher gibt es jedoch keine gesicherten Hinweise darauf, dass Formaldehyd-Konzentrationen, wie sie in Wohnungen anzutreffen sind, zu einer Erhöhung des Krebsrisikos bei den betroffenen Personen führen. Obwohl er in flüssiger Form ein starkes Allergen ist, sind allergische Reaktionen durch das Einatmen von Formaldehyd über die Raumluft sehr unwahrscheinlich. Das ehemalige Bundesgesundheitsamt hat 1977 für die Formaldehyd-Konzentration in Innenräumen einen Richtwert von 0,1 ppm (**p**arts **p**er **m**illion = Teile auf eine Million Teile) festgelegt, das entspricht 0,12 Milligramm Formaldehyd pro Kubikmeter Raumluft. Von besonders empfindlichen Personen wird Formaldehyd jedoch bereits in Konzentrationen wahrgenommen, die weniger als halb so groß sind.

Formaldehyd in Holzwerkstoffen

Anwendungsbereiche für Formaldehyd

Seit dem Aufkommen der Spanplatten in den 1950er Jahren wird Formaldehyd als Bestandteil von Leimen für Holzwerkstoffe eingesetzt. Diese werden aus Holzspänen, -streifen oder -fasern durch Verpressen unter Zugabe des Leims hergestellt. Die Holzwerkstoffe wiederum werden für vielfältige Zwecke im Innenausbau und für Möbel verwendet. Beispiele für den Einsatz im Baubereich sind: Wände (außen und innen), Decken, Zwischendecken, Fußböden (Fertigparkett), Fußleisten, Türblätter, Türzargen, Treppenstufen und Paneele (holz- bzw. kunststoffbeschichtete Verkleidungen). In den 1960er und 1970er Jahren war die Verwendung von Formaldehyd für Holzwerkstoff-Leime noch nicht reglementiert. Die damals vorwiegend im Innenausbau und für Möbel eingesetzten Spanplatten vom Typ V 20 (☞ Kasten „Klassifizierung von Spanplatten nach ihrer Feuchtebeständigkeit“, S. 96) enthielten Leime, die bereits unter dem Einfluss normaler Raumlufttemperatur und -feuchte erhebliche Mengen an Formaldehyd freisetzen.

Einteilung der Holzwerkstoffe

Einteilung nach Emissionsklassen

Im Jahr 1981 hat der Ausschuss für Einheitliche Technische Baubestimmungen (ETB) eine Richtlinie über die Verwendung von Spanplatten und ihre Klassifizierung herausgegeben, mit dem Ziel, unzumutbare Formaldehyd-Konzentrationen in der Raumluft zu vermeiden. Danach wurden Spanplatten für den Baubereich – je nach ihrer Formaldehydabgabe – in die Emissionsklassen E1, E2 und E3 eingeteilt. Die Emissionsklassen bezeichnen Platten, die in der Luft eines Prüfraums zu einer Formaldehyd-Konzentration von 0,1, 1,0 bzw. 2,3 ppm führen. Für die *Verwendung in Innenräumen* durften seitdem nur noch

Spanplatten in Verkehr gebracht werden, die – ggf. nach werkseitiger Beschichtung – den Emissionsgrenzwert von 0,1 ppm einhalten. Die Platten sind an der Bezeichnung E1 zu erkennen.

Mit In-Kraft-Treten der Gefahrstoffverordnung am 1.10. 1986 durften nur noch Spanplatten *in Verkehr gebracht werden*, die den Emissionsgrenzwert von 0,1 ppm einhalten (E1). Die Vorschriften gelten inzwischen auch für andere Holzwerkstoff-Platten sowie für Möbel, die unter Verwendung von solchen Platten hergestellt werden. Allerdings dürfen die für Möbel eingesetzten Holzwerkstoffe den Emissionsgrenzwert von 0,1 ppm überschreiten, sofern das gesamte Möbelstück die Anforderungen einhält.

Holzwerkstoffe, deren Herstellung unter Verwendung formaldehydfreier Leime erfolgt, werden von den Herstellern auch mit der Aufschrift F0 („F Null") gekennzeichnet.

Einteilung nach Feuchtebeständigkeit

Neben den Emissionsklassen gibt es noch eine Einteilung von Spanplatten nach ihrer Feuchtebeständigkeit (☞ Kasten S. 96). Diese ist wiederum abhängig von der Art des verwendeten Leims. Die wenig feuchtebeständigen HF-verleimten Platten neigen am ehesten zur Abgabe von Formaldehyd, während die feuchtebeständigeren PF-verleimten Platten nur sehr wenig abgeben.

Emissionsarme Holzwerkstoffe – Der Blaue Engel

Seit einigen Jahren können Holzwerkstoff-Platten und daraus hergestellte Produkte mit dem RAL-Umweltzeichen (Blauer Engel) ausgezeichnet sein:

- Das RAL-UZ 76 kennzeichnet emissionsarme unbeschichtete oder beschichtete Holzwerkstoff-Platten wie Spanplatten, Tischlerplatten, Faserplatten, Furniersperrholzplatten und Massivholzplatten.
- Das RAL-UZ 38 kennzeichnet emissionsarme Produkte aus Holz und Holzwerkstoffen, wie zum Beispiel Möbel, Laminatböden und Paneele.

Die mit dem Blauen Engel gekennzeichneten Erzeugnisse dürfen maximal 0,05 ppm Formaldehyd abgeben, also die Hälfte des gesetzlichen Grenzwertes. Darüber hinaus ist die Vergabe an weitere Kriterien geknüpft (nähere Informationen: Umweltbundesamt, ZAD, Postfach 1460, 06813 Dessau; http://www.blauer-engel.de).

Klassifizierung von Spanplatten nach ihrer Feuchtebeständigkeit

V 20: *Verwendung für Möbel und Innenausbauteile, die nur in geringem Maße erhöhter Luftfeuchtigkeit ausgesetzt sind. Die verwendeten Leime (HF-Leime) neigen zur Abgabe von Formaldehyd.*

V 100: *Geeignet für den Einsatz in Räumen mit erhöhter Luftfeuchtigkeit, für zum Beispiel Fußböden. Die verwendeten Leime (vor allem PF-, MF- und Isocyanat-Leime) sind entweder formaldehydfrei (Isocyanat-Leime) oder geben nur wenig Formaldehyd ab.*

V 100 G: *Entsprechen den V-100-Platten und enthalten zusätzlich ein Pilzschutzmittel (Fungizid, siehe unten). Sie werden bevorzugt im Außenbereich und im Fertighausbau eingesetzt.*

Leimtypen: *HF = Harnstoff-Formaldehyd, PF = Phenol-Formaldehyd, MF = Melamin-Formaldehyd*

Formaldehyd und Chlornaphthaline in Fertighäusern

In vielen älteren Fertighäusern stellt die Formaldehyd-Belastung aufgrund der zum Teil exzessiven Verwendung von Spanplatten für Wände, Decken und Fußböden ein gravierendes Problem dar. Fertighäuser mit Baujahren bis 1985 weisen durchschnittlich höhere Formaldehyd-Konzentrationen in der Raumluft auf als später errichtete Häuser.

Bis 1985 besonders kritisch

Zudem wurden etwa im Zeitraum 1970 bis 1980 feuchtebeständige Spanplatten des Typs V 100 G unter Zugabe eines Chlornaphthalin-Gemischs (CN) gegen Pilzbefall hergestellt. Solche Platten wurden insbesondere im Fertighaus- und Pavillonbau verwendet. Der Einsatz im Innenbereich erfolgte hauptsächlich in Form von Fußböden, in geringem Umfang auch für Wände und Decken. Im Außenbereich wurden die behandelten Spanplatten für Dächer und Außenschalungen benutzt. Ein CN-Zusatz macht sich meist durch einen muffig-süßlichen, an Naphthalin-Mottenschutzmittel erinnernden Geruch bemerkbar.

Emissionen aus CN-behandelten Platten können darüber hinaus gesundheitliche Beschwerden verursachen, angefangen bei Reizungen der Augen- und Nasenschleimhäute, über vorübergehende Vertäubung des Geruchssinns mit gleichzeitiger Veränderung der Geruchsqualität und Kopfschmerzen, bis hin zu Benommenheits- und Taubheitsgefühlen. Die Höhe der in der Raumluft auftretenden CN-Konzentration ist abhängig von Feuchteschäden, konstruktiven Mängeln wie zum Beispiel Öffnungen zum Innenraum sowie Temperatur und Lüftung. Beim Verrotten solcher Platten unter Feuchteeinfluss können erhebliche Mengen Chlornaphthaline freigesetzt werden. Begleiterscheinung einer CN-Problematik ist häufig das Auftreten von Schimmelpilzen (☞ Kapitel „Schimmel“).

Bei Verdacht Gutachter einschalten

Besteht der Verdacht, dass sich CN-haltige Platten mit Kontakt zum Innenraum im Haus befinden, so sollte ein auf Gebäude-Schadstoffe spezialisierter Gutachter eingeschaltet werden, um zu prüfen, ob und ggf. welche Maßnahmen erforderlich sind. Die Beprobung des verdächtigen Materials zur Analyse in einem chemischen Labor kann in Eigenregie erfolgen. Generelle Empfehlungen für

Sanierungsmaßnahmen bei CN-Belastung gibt es nicht. Stattdessen muss jeder Einzelfall entsprechend den jeweiligen örtlichen Gegebenheiten entschieden werden.

Erkennen einer Formaldehyd-Belastung

Bei Spanplatten, die *vor* dem In-Kraft-Treten der Gefahrstoffverordnung am 1.10.1986 in Verkehr gebracht wurden, muss auch heute noch mit einer bedeutsamen Formaldehyd-Ausgasung gerechnet werden! Platten, die *nach* diesem Datum hergestellt und eingebaut wurden, sollten gemäß der gesetzlichen Anforderung dagegen mindestens E1-Qualität besitzen. Zum Teil wurden aber auch noch nach 1986 Platten in Innenräumen eingebaut, die mehr als 0,1 ppm Formaldehyd emittierten.

Aber auch eine E1-Einstufung schützt nicht in jedem Fall vor unzumutbar hohen Formaldehyd-Konzentrationen. Dies gilt vor allem dann, wenn mit HF-Leimen gebundene Platten (siehe oben) in großem Umfang für den Innenausbau verwendet wurden bzw. werden. So kann eine nachträgliche Bearbeitung der Platten durch Bohren, Fräsen und Ähnliches die Formaldehyd-Abgabe deutlich erhöhen.

Messen von Formaldehyd

Bei Verdacht auf eine Formaldehyd-Belastung sollte zunächst eine *Raumluftmessung* durchgeführt werden. Zur orientierenden Messung wird dafür ein Plakettensystem angeboten. Dieser Sammler ist besonders für Nichtfachleute konzipiert und kann in jeder Apotheke für ca. 25 € bestellt werden. Das Testgerät wird etwa zwei Stunden lang der zu untersuchenden Raumluft ausgesetzt. Danach kann die Konzentration von Formaldehyd in der Raumluft direkt durch farbliche Veränderung einer Membran und Vergleich mit dem Farb-Check eines beigefügten Teststreifens abgelesen werden. Nachteilig ist die eingeschränkte Genauigkeit des Systems. Für eine exakte Formaldehyd-

Messung der Raumluft gemäß VDI-Richtlinie 4300 Blatt 1, die auch vor Gericht Bestand hätte, muss ein auf Innenraum-Messungen spezialisiertes Labor beauftragt werden.

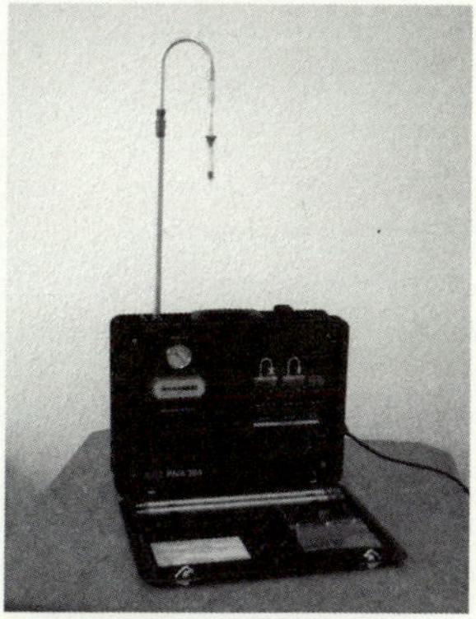

Messkoffer zur Bestimmung von Formaldehyd in der Raumluft

Materialanalysen ermöglichen eine Aussage zur Formaldehydhaltigkeit von Holzwerkstoffen. Sie können im Rahmen der Sanierungsplanung möglicherweise zur Entscheidungsfindung beitragen. Die Interpretation von Materialanalysen muss durch Fachleute erfolgen.

Maßnahmen zur Minderung von Belastungen und zur Sanierung

Die Höhe der Formaldehyd-Konzentration in der Raumluft hängt von einer Reihe von Faktoren ab. Die wichtigsten sind:

- Das Verhältnis der Fläche der verbauten formaldehydhaltigen Holzwerkstoffe zum Raumvolumen (die Formaldehyd-Konzentration nimmt mit der Menge der Holzwerkstoffe im Raum zu);
- die Art des für den Holzwerkstoff verwendeten Leims (☞ Kasten „Klassifizierung von Spanplatten nach ihrer Feuchtebeständigkeit“ S. 96);
- die Raumlufttemperatur (die Formaldehyd-Konzentration nimmt mit zunehmender Raumlufttemperatur zu);
- die Luftfeuchte (die Formaldehyd-Konzentration nimmt mit zunehmender relativer Feuchte zu);
- die Luftwechselzahl (die Formaldehyd-Konzentration nimmt mit zunehmender Frischluftzufuhr ab).

Minderungsmaßnahmen

Wurde bei Raumluftmessungen eine erhöhte Formaldehyd-Konzentration festgestellt (☞ Abschnitt „Vorkommen und Gesundheitsgefahren“), so kann als Sofortmaßnahme die Raumluftbelastung durch erhöhte Frischluftzufuhr gesenkt werden (vermehrte Stoßlüftung). Dann muss geklärt werden, welche Bauteile oder Einrichtungsgegenstände die Formaldehyd-Belastung verursachen. Hierzu sollte ein Schadstoff-Gutachter eingeschaltet werden.

Sanierung

Für eine dauerhafte Absenkung der Formaldehyd-Belastung kommen verschiedene Maßnahmen in Betracht:

- Entfernen der Quelle
- Abdichten der Quelle
- Chemische Bindung des Formaldehyds

Entfernen der Quellen

Sind Möbel die Ursache für die Formaldehyd-Belastung, so bietet es sich an, sie aus dem Raum zu entfernen. Anschließend muss der Erfolg der Maßnahme durch eine Raumluftmessung überprüfen werden. Auch bei einfach zu demontierenden bzw. leicht zu ersetzenden Flächen stellt das Entfernen der Holzwerkstoffe die beste Lösung dar. Die Platten können ohne besondere Schutzmaßnahmen ausgebaut werden und sind kein Sonderabfall. Ansprechpartner für die ordnungsgemäße Beseitigung sind die Umweltämter oder die zuständigen lokalen Abfallwirtschaftsbetriebe. Die Verbrennung im Hausbrand ist wegen der enthaltenen Bindemittel nicht erlaubt.

Abdichten der Quellen

Bei gut zugänglichen Emissionsquellen kommt auch Abdichten in Betracht. Oft wird bereits eine merkliche Absenkung der Formaldehyd-Belastung dadurch erreicht, dass lediglich die besonders emissionsintensiven Kanten, Bohrlöcher (Schränke) oder Ausfräsungen beschichtet werden. Dazu können die Bohrlöcher mit Silikon- oder Polyacryl-Dichtmasse ausgefüllt werden. Für die Beschichtung von Flächen kann ein handelsüblicher farbiger (pigmentierter) Acryllack verwendet werden (auf das Umweltzeichen „Blauer Engel" achten!). Sollen größere Flächen mit einem Acryllack beschichtet werden, so ist zu bedenken, dass es durch die enthaltenen Lösemittel bzw. lösemittelähnlichen Stoffe zu neuen anderen Belastungen kommen kann (☞ Kapitel „VOC“). Kanten können mit einem so genannten Umleimer beschichtet werden.

Bei allen Beschichtungsmaßnahmen gilt: Das den Platten innewohnende Potenzial zur Formaldehyd-Emission wird dadurch nicht verringert. Der Erfolg hängt also ganz wesentlich von der Sorgfalt und Vollständigkeit der Abdichtung ab.

Chemische Bindung von Formaldehyd

Eine relativ neue Methode stellt die Sanierung formaldehydbelasteter Gebäude mit einem speziell hergestellten Schafwollvlies dar. Dabei wird die natürliche chemische Zusammensetzung der Wolle genutzt, um Formaldehyd aus der Raumluft fest in den Wollfasern zu binden (Chemisorption). Das Verfahren eignet sich insbesondere für Gebäude, bei denen die Quellen nicht oder nur mit unverhältnismäßigem Aufwand ausgebaut werden können. Durch einen mit dem Verfahren vertrauten Gutachter muss geklärt werden, ob die Methode im Einzelfall geeignet und Erfolg versprechend ist. Zum Einsatz kommen dafür nur Wollvliese, die weder mit Permethrin-Mottenschutzmittel noch mit Flammschutzmitteln behandelt sind. Sie können über viele Jahre erhebliche Mengen an Formaldehyd binden. Danach können sie mit dem normalen Hausmüll entsorgt werden.

Pflanzen helfen nicht gegen Formaldehyd-Belastung

Aus Laboruntersuchungen der NASA, in denen Pflanzen Formaldehyd aus der Raumluft aufnehmen und vernichten konnten, wurde bisweilen der Schluss gezogen, dass Formaldehyd-Probleme in Innenräumen sich durch die Aufstellung von Pflanzen beheben ließen. Die unter Laborbedingungen gewonnenen Ergebnisse können jedoch nicht auf die Praxisbedingungen in Wohnungen übertragen werden. Eine messbare Reduktion der Formaldehyd-Belastung ist mit Zimmerpflanzen leider nicht zu erreichen.

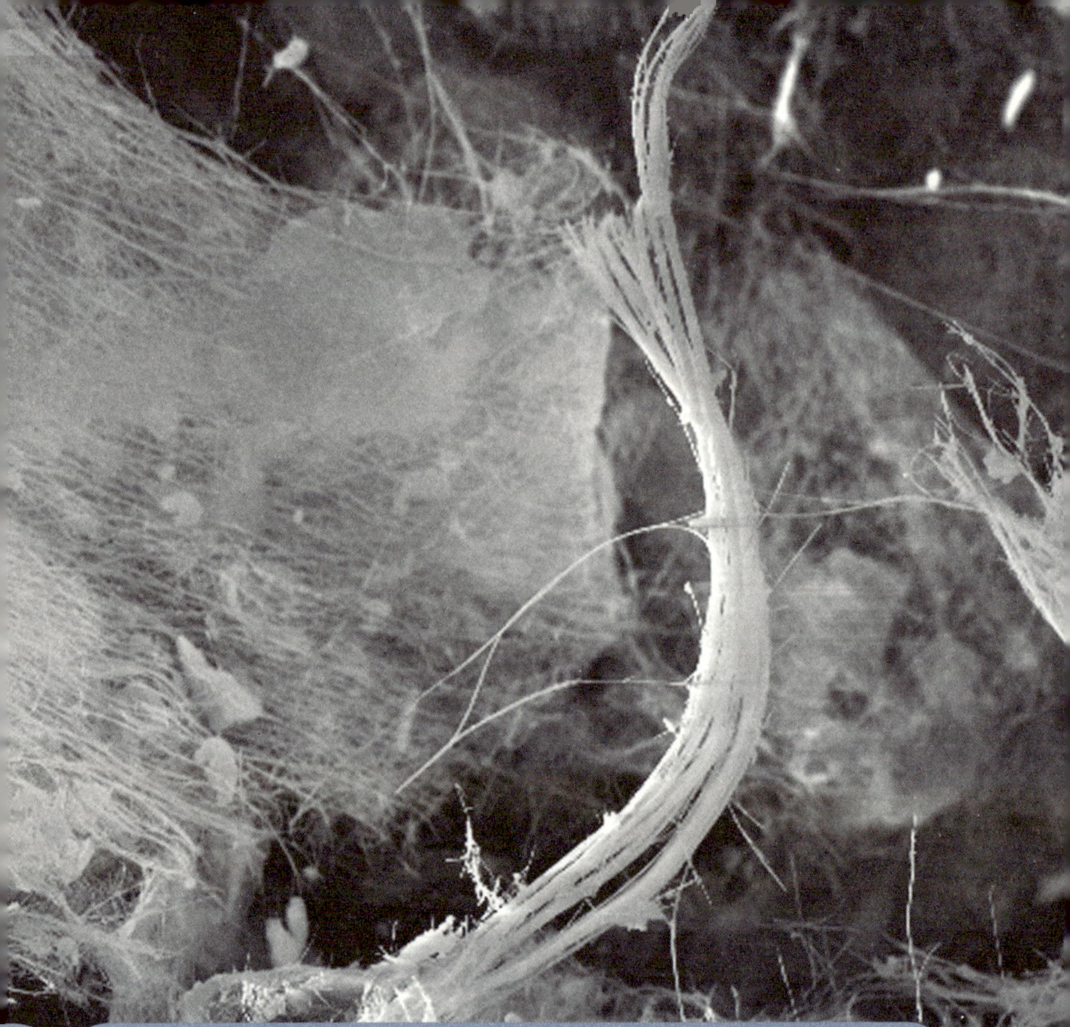

7. Asbest und künstliche Mineralfasern

Etwa ab den 50er Jahren wurde in Deutschland zunehmend Asbest als Werkstoff im Bau- und Wohnbereich eingesetzt. Der Hauptverwendungszeitraum für asbesthaltige Bauprodukte waren die 60er und 70er Jahre. Die dabei mit Abstand am häufigsten verwendete Asbestart war der Weißasbest (Chrysotil). Daneben wurden noch der Braunasbest (Amosit) und der Blauasbest (Krokydolith) eingesetzt, die beide zur Gruppe der Amphibol-Asbeste gehören.

Was ist Asbest?

Merkmale von Asbestprodukten

Asbest ist ein faseriges Erdgestein, das seit mindestens 2.000 Jahren für die verschiedensten Zwecke verwendet wird. Der Name kommt aus dem Griechischen und bedeutet soviel wie ‚unvergänglich'. Asbestfasern sind nämlich nicht nur elastisch und biegsam, sondern vor allem auch hitzebeständig und äußerst widerstandsfähig. Wegen dieser Eigenschaften wurde Asbest im Baubereich und in der Industrie für viele Zwecke eingesetzt. Der Asbestgehalt der betreffenden Produkte ist, je nach ihrem Zweck, sehr unterschiedlich. Er reicht von 1 % bis zu 100 %.

Asbesthaltige Materialien sind an folgenden Merkmalen zu erkennen. Sie besitzen

- eine stumpfe Oberfläche,
- eine weißgraue bis graue Farbe (Spritzasbest, der in Wohnhäusern nicht verwendet wurde, hat eine graublaue Farbe) und
- an den Bruchkanten abstehende Faserbüschel.

(☞ *Abbildung links: Asbestmineral Chrysotil)*

Besonders zwei technisch wichtige Eigenschaften machten Asbest zu einem beliebten und häufig verwendeten Material im Baubereich:

- Hitze- und Feuerbeständigkeit: Produkte für den Brand-, Hitze-, Schall- und Feuchtigkeitsschutz
- Stabilität und Festigkeit: Asbestzement-Produkte, Floor-Flex-Fußbodenplatten

Gesundheitsgefahren durch Asbest

Chronische Gesundheitsgefährdung

Asbest bewirkt keine akuten Gesundheitsbeschwerden, sondern verursacht langfristig (chronisch) Krankheiten. Nach dem Einatmen können die Fasern, die bis zu 10.000-mal dünner sind als ein menschliches Haar, bis

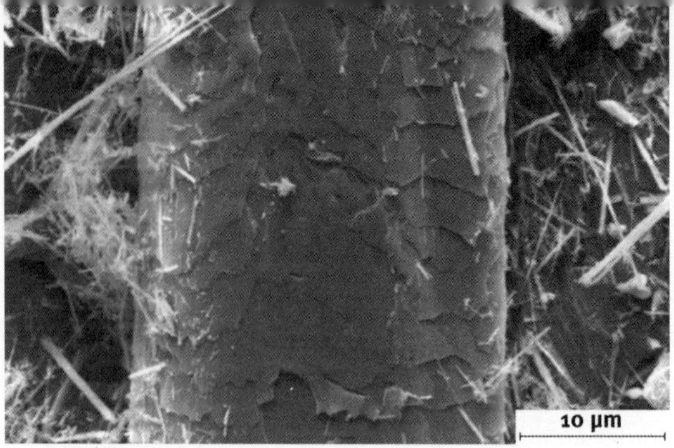

Größenvergleich menschliches Haar – Asbestfasern

in die feinsten Verästelungen der Lunge gelangen. Sie setzen sich dort fest oder durchdringen das Lungengewebe. Das Risiko für Lungen-, Bauch- und Rippenfellkrebs steigt mit der Höhe der Asbestfaserkonzentration in der Luft, der Dauer der Einwirkung und der Lebenserwartung zum Zeitpunkt der Asbestaufnahme. Kinder und Jugendliche sind daher besonders gefährdet. Da es eine unschädliche Asbestkonzentration nicht gibt, muss die Aufnahme von Asbestfasern so weit wie möglich minimiert werden.

Schwach und fest gebundene Asbestprodukte

Nach ihrem Gefährdungspotenzial werden Asbestprodukte in zwei Gruppen unterteilt. Die größte Gefahr geht von schwach gebundenen Asbestprodukten aus (Rohdichte kleiner als 1.000 Kilogramm pro Kubikmeter). Ihre Fasern gelangen leicht in die Atemluft. Dagegen ist die Gefahr durch fest gebundene Asbestprodukte geringer (Rohdichte größer als 1.000 kg/m^3), wenn sie in gutem Zustand sind.

Schwach gebundene Asbestprodukte

Beispiele für schwach gebundene Asbestprodukte sind asbesthaltige Leichtbauplatten („Promabestplatten"), Asbestpappen oder Asbestschnüre. Der Asbestgehalt solcher Produkte liegt etwa zwischen 40 % und 100 %. Wegen ihrer vergleichsweise schwachen Einbindung setzen solche Materialien die Fasern relativ leicht frei. Die Verwendung schwach gebundener Asbestprodukte war in den alten Bundesländern bis einschließlich 1981 erlaubt, in der ehemaligen DDR sogar noch bis weit in die 80er Jahre.

Die Bewertung und Sanierungsdringlichkeit schwach gebundener Asbestprodukte in Gebäuden ist in den Asbest-Richtlinien der Bundesländer geregelt. Baurechtlich verantwortlich für die Untersuchung und alle eventuell erforderlichen Maßnahmen ist der Wohnungs- bzw. Hauseigentümer.

Fest gebundene Asbestprodukte

Fest gebundene Asbestprodukte haben einen deutlich niedrigeren Asbestgehalt (bis ca. 15 %) bei gleichzeitig höherem Bindemittelanteil (Zement oder Kunststoff). Dadurch sind die Asbestfasern relativ fest im Material eingebunden. Die mit Abstand größte Bedeutung hatten Materialien aus Asbestzement („Eternit"). Dabei handelt es sich um Platten für Fassaden, Dächer, Unterböden und Balkonbrüstungen sowie Wasser- und Lüftungsrohre. Mit Ausnahme der kleinformatigen beschichteten Fassadenplatten und zum Teil auch der Balkonbrüstungsplatten haben die Produkte alle eine zementgraue Oberfläche. Zur Gruppe der festgebundenen Asbestprodukte gehören auch Floor-Flex-Fußbodenplatten und Morinol-Fugenkitt (in den neuen Bundesländern). Die in Wohnungen eingebauten Asbestzement-Platten (zum Beispiel Fensterbänke) oder -Fußbodenplatten weisen meist keine kritischen Beschädigungen auf. Eine Gesundheitsgefährdung besteht daher nicht. Bei stark verwitterten Asbestzement-Platten im Außenbereich muss man dagegen mit einer Freisetzung von Fasern rechnen. Messungen zeigen jedoch, dass selbst in der Umgebung von abwitternden Asbestzement-Platten lediglich Faserkonzentrationen in der Größenordnung von 100 Fasern pro Kubikmeter Luft anzutreffen sind. Diese Belastung wird allgemein nicht als wesentliches Risiko betrachtet. Fest gebundene Asbest-

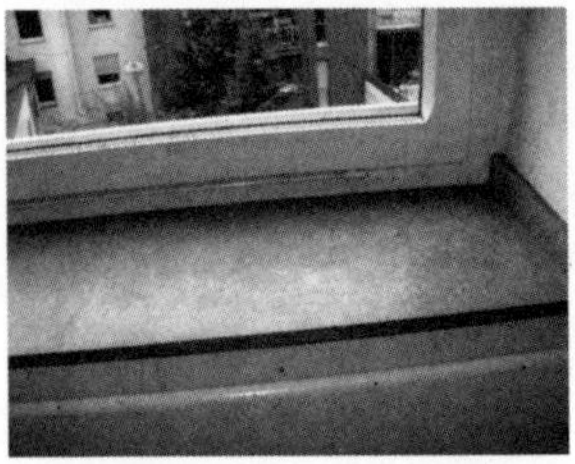

Fest gebundener Asbest als Fensterbank

produkte fallen deshalb nicht in den Geltungsbereich der Asbest-Richtlinie. Dem zufolge besteht kein generelles Sanierungsgebot. In den alten Bundesländern wurden im Hochbau ab 1992 nur noch asbestfreie Faserzement-Produkte eingebaut. In den neuen Bundesländern erfolgte die Umstellung erst mit der Wiedervereinigung. Für die neuen asbestfreien Faserzementprodukte werden solche Fasern verwendet, die nach heutigem Wissensstand als gesundheitlich unbedenklich gelten.

Erkennen, Bewerten, Handeln

Inaugenscheinnahme und Materialanalyse

Asbestprodukte können nur durch einen Experten vor Ort identifiziert werden. Handelt es sich um ein asbesthaltiges Material, so kann ein Labor durch eine Analyse Auskunft über die Asbestart(en) sowie den Asbestgehalt geben. Es kann auch die Frage beantworten, ob es sich um ein Produkt mit schwach- oder festgebundenem Asbest handelt. Das bloße Vorhandensein von asbesthaltigen Materialien in oder an einem Gebäude bedeutet aber nicht zwangsläufig eine Gesundheitsgefahr.

Die Freisetzung von Asbestfasern in die Raumluft wird durch die Alterung des Materials sowie äußere Einwirkungen wie Luftbewegungen, Erschütterungen, Temperaturänderungen und Beschädigungen begünstigt. Während gasförmige Schadstoffe – zum Beispiel Formaldehyd aus Spanplatten – nahezu gleichbleibend freigesetzt werden, geben Asbestprodukte nicht kontinuierlich Fasern ab, sondern schubweise. Zeitpunkt und Ausmaß einer Faserfreisetzung können nicht vorhergesagt werden. Einzelmessungen sind daher immer nur Momentaufnahmen, die zu einer Fehleinschätzung der tatsächlichen Situation führen können. Um das Ausmaß einer eventuellen Kontamination von Raumflächen festzustellen, können Abdruckproben (Staubproben) genommen werden.

Bewertung mittels Checkliste der Asbest-Richtlinie

Die Feststellung und Bewertung der Sanierungsdringlichkeit von schwach gebundenen Asbestprodukten erfolgt mittels der Checkliste nach Anhang 1 der im jeweiligen Bundesland gültigen Asbest-Richtlinie. Die Prüfkriterien sind in sieben Gruppen aufgeteilt:

I Art des Asbestprodukts
II Asbestart(en)
III Oberflächenstruktur des Asbestprodukts
IV Zustand des Asbestprodukts (eventuelle Beschädigungen)
V Beeinträchtigung des Asbestprodukts (zum Beispiel direkte Zugänglichkeit, Erschütterungen usw.)
VI Raumnutzung (Erwachsene, Kinder; Wohnraum, Kellerraum usw.)
VII Einbauort des Asbestprodukts

Den Kriterien sind Bewertungspunkte zugeordnet, aus deren Summe sich die Dringlichkeit der Sanierung ergibt:

- Dringlichkeitsstufe I (80 oder mehr Punkte): Eine Sanierung muss unverzüglich erfolgen (Beispiel: Stark beschädigter asbesthaltiger Cushion-Vinyl-Bodenbelag)
- Dringlichkeitsstufe II (70 bis 79 Punkte): Nach zwei Jahren ist eine Neubewertung erforderlich (Beispiel: Beschichtete, weitgehend unbeschädigte Asbestpappe unter einer Holzfensterbank)
- Dringlichkeitsstufe III (weniger als 70 Punkte): Nach fünf Jahren ist eine Neubewertung erforderlich (Beispiel: Eine asbesthaltige Brandschutztür, bei der die Asbestfüllung vom Blechkörper dicht eingeschlossen ist)

Eine unverzügliche Sanierung ist gemäß Asbest-Richtlinie immer dann zwingend erforderlich, wenn in Wohnräumen aufgrund von Art und Zustand des schwach gebundenen Asbestproduktes mit hohen Asbestfaserkonzentrationen in der Raumluft zu rechnen ist. Der Nachweis einer Raumluftbelastung, zum Beispiel mittels einer Luftmessung, ist also nicht erforderlich. Wird durch den Sachverständigen Dringlichkeitsstufe I festgestellt, ist der Eigentümer zur Gefahrenabwehr durch unverzügliche Sicherungsmaßnahmen und zur baldigen Sanierung verpflichtet.

Vorkommen von Asbestprodukten in Wohnhäusern

Vom Keller bis zum Dach, innen und außen – die Anwendungsbereiche für Asbestprodukte im Baubereich waren vielfältig. Die folgende Übersicht nennt die häufigsten Anwendungen in Wohnhäusern (AZ = Asbestzementprodukt).

Asbestprodukte in der Wohnung

Fußbodenbeläge: Drei Arten von Fußbodenbelägen wurden in der Vergangenheit unter Verwendung von Asbest hergestellt. Bei *Floor-Flex-Platten* (Vinyl-Asbest-Platten, Marley-Platten) – einer homogenen Mischung von Hart-PVC und Weißasbest (ca. 15 %) – handelt es sich um ein fest gebundenes Asbestprodukt. Die spröden Platten haben eine marmorierte Oberfläche unterschiedlicher Farbgebung und sind 25 x 25 oder 30 x 30 Zentimeter groß bei einer Dicke von ca. 2–3 Millimetern. Solange die Platten nicht gebrochen werden, geht von ihnen keine Gefahr aus.

Die zweite Gruppe sind die *Cushion-Vinyl-Beläge*. Das sind lageartig aufgebaute Bahnen, bestehend aus einer geschäumten PVC-Oberseite – meist mit altdeutschem Kachelmuster – auf einer dünnen asbesthaltigen Trägerpappe (schwach gebunden). Abgenutzte oder ausgefranste Cushion-Vinyl-Beläge können zu einer Asbestbelastung führen.

Weich-PVC-Platten bzw. -Bahnen sind asbestfrei. Ebenso die in den 60er Jahren verwendeten *PVC-Fußbodenbeläge* mit einem ca. 5 Millimeter starken Rücken aus hellbraunem Jutefilz.

Schließlich wurde bis in die 50er Jahre auch *Linoleum* unter Verwendung von Asbest hergestellt. Es handelt sich um einfarbige, meist grüne, rote oder braune Beläge, die inzwischen sehr spröde sind. Der Weißasbest befindet sich mit Gehalten um 0,1 % in der Linoleum-Schicht, nicht jedoch im Juterücken.

Steinholzestrich (Magnesiaestrich): Er besteht aus einer ca. ein Zentimeter dicken Nutzschicht aus Magnesit und einer darunter liegenden mehrere Zentimeter dicken holzhaltigen Tragschicht. Sowohl die Nutz-, als auch die Tragschicht können Asbest enthalten. Steinholzestrich wurde im privaten Wohnungsbau bis etwa 1960 eingebaut.

Sokalit-Platten (schwach gebunden) wurden in Feuchträumen eingesetzt (Küche-Bad-Zelle in Plattenbauten der neuen Bundesländer).

Fliesenkleber (Wände), *Spachtel- und Ausgleichsmassen:* Vom Ende der 60er Jahre bis in die 70er Jahre hinein wurde solchen Massen zum Teil Asbest als so genanntes Stellmittel zugesetzt.

AZ-Platten wurden für Küche, Bad und Installationsschacht-Trennwände (Plattenbauten, Fertighäuser und Bungalows in den neuen Bundesländern) verwendet.

Dichtungsschnüre und -pappen an älteren Öfen (Tür, Abgasrohr) enthalten Asbest.

Asbestpappen können sich befinden

- an Holzverkleidungen und unter Holzfensterbänken in Heizkörpernischen,
- an hölzernen Einbaumöbeln im Nahbereich von Kaminen, Öfen, Thermen und sonstigen Feuerstätten,
- als Wärmeschutz zwischen Kühlschrank und Herd, hinter Sicherungskästen.

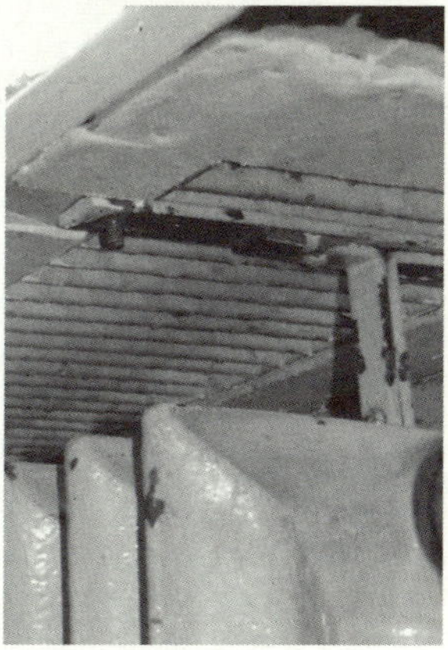

Asbestpappe unter Fensterbank in Heizkörpernische

Lüftungsrohre und -schächte (AZ; Küche, Bad), *Fensterbänke* (AZ) und *Elektrogeräte* (bis etwa Mitte der 70er Jahre: Heizgeräte, Haartrockner, Toaster, Herde, Diaprojektoren und Ähnliches) können ebenfalls Asbest enthalten.

Elektrospeicherheizgeräte (Nachtstromspeicheröfen) mit Baujahr vor 1977 (in den neuen Bundesländern bis in die 80er Jahre) enthalten meist schwach gebundene asbesthaltige Bauteile. Je nach Art und Umfang der verwendeten Materialien werden drei Gerätegruppen unterschieden:

- Gruppe 1: Geräte ohne asbesthaltige Materialien
- Gruppe 2: Geräte mit asbesthaltigen Materialien in Kleinteilen
- Gruppe 3: Geräte mit asbesthaltigen Materialien größeren Umfangs

Bei den Geräten der Gruppe 3 befinden sich die asbesthaltigen Bauteile im Luftstrom des Geräteventilators (zum Beispiel Kernsteinträger). In diesem Fall muss mit einer Freisetzung von Fasern in die Raumluft gerechnet werden. Genaue Informationen zur Asbesthaltigkeit eines Elektrospeicherheizgerätes erhält man unter Nennung von Hersteller, Gerätetyp und Baujahr von den Energieversorgungsunternehmen. Das Typenschild mit den notwendigen Angaben befindet sich meist an der Seite oder Rückseite des Gerätes. Als vorläufige Sicherungsmaßnahme bei Geräten der Gruppe 3 kann der Ventilator durch ein Elektrounternehmen außer Betrieb genommen und zusätzlich die Ausblasöffnung von außen durch Abkleben dicht verschlossen werden. Asbesthaltige Materialien können sich auch außerhalb des Gerätes befinden: als Platte zwischen Gerät und Fußboden oder als Verkleidung der Heizkörpernische.

Asbestprodukte im Keller

Asbest enthalten können: *Abwasserrohre* (AZ), *Lüftungs- und Abgasschächte* (AZ), *Dichtungen* an Kaminrohren,

Kamin-Umkleidungen und -Brennern (Asbestpappen, Asbestschnüre), *Füllungen* von Feuerschutz-Stahltüren, *Platten und Pappen* für Feuer- und Hitzeschutzzwecke und die *Isolierung von Heizungsrohren.* Mit Aufkommen der Dampfzentralheizungen gegen Ende des 19. Jahrhunderts bis etwa 1950 wurde Kieselgur (Diatomeenerde; rötlichbraun) zur Isolierung von Heizungsleitungen verwendet. Vor Ort wurde zur Erhöhung der Festigkeit Asbest beigemischt. Es handelt sich um ein sehr inhomogenes Material, weshalb bei einem negativen Befund zur Sicherheit mehrere Proben analysiert werden sollten.

Asbestprodukte in Hobby-/Abstellräumen und Rumpelkammern

Zu finden sind hier asbesthaltige *Dichtungsschnüre* und *Dichtmassen, Löt-/Schweißunterlagen, Asbesttextilien* (Arbeitshandschuhe, Schürzen und Ähnliches) und *AZ-Platten.*

Asbestprodukte auf Balkon/Terrasse und im Garten

Asbest enthalten können: *Bedachungen* (AZ), *Brüstungsplatten* am Balkon (AZ), *Platten an Balkonfluchtwegsluken* (AZ, in den neuen Bundesländern), *Sichtschutzplatten, Blumenkästen und -kübel* (AZ) sowie *Beeteinfassungen.*

Asbestprodukte an Dach und Fassade

Hier sind zu nennen: *Asbestzement-Wellplatten* und *-Fassadenplatten* (Schieferimitat), *Auskleidungen von Schornsteinen und Schornsteinabdeckungen* (AZ), *Morinol-Fugenkitt* in Plattenbauten der neuen Bundesländer (bis Anfang der 80er Jahre; in den Außenwänden an Fensterrahmen, Türen, Betonplatten), *Platten-Fensterbänder* über die gesamte Geschosslänge, innen und außen mit dazwischenliegendem Wabendämmkern (AZ, in den neuen Bundesländern).

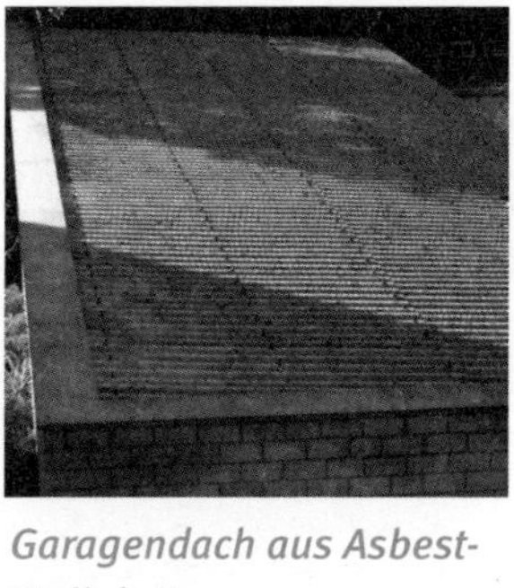

Garagendach aus Asbest-Wellplatten

Vorläufige Maßnahmen, Instandhaltung, Sanierung

Sachkundenachweis gemäß TRGS 519

Als vorläufige Sicherungsmaßnahme kann bei asbesthaltigen Kleinteilen (zum Beispiel Dichtschnüre), an Plattenkanten oder beschädigten Stellen eine Faserfreisetzung durch Besprühen mit Lack unterbunden werden. Risse können mit Klebeband überdeckt oder mit Dichtmasse gefüllt werden.

Tipp: Keinesfalls sollten Asbestprodukte in Eigenarbeit, durch Hausmeister, Haus- und Wohnungseigentümer oder durch unqualifizierte Handwerksunternehmen ausgebaut werden. Laut Gefahrstoffverordnung dürfen Arbeiten an Asbestprodukten nur von solchen Firmen ausgeführt werden, die über die notwendigen Geräte (Spezialstaubsauger) und einen Sachkundenachweis gemäß Technischer Regel für Gefahrstoffe (TRGS) 519 verfügen. Adressen von Entsorgungsfachfirmen erhält man von den Industrie- und Handelskammern, Berufsgenossenschaften, Umwelt-, Gesundheits- und Hochbauämtern oder von Asbest-Sachverständigen.

Die Asbest-Richtlinie nennt drei mögliche Sanierungsmethoden: Das Entfernen des Asbestproduktes, eine Beschichtung oder die räumliche Trennung. Welche Methode im Einzelfall sinnvoll ist, sollte bei umfangreicheren Arbeiten mit einem Sachverständigen besprochen werden.

Ausbau asbesthaltiger Bodenbeläge

Für den Ausbau von Floor-Flex-Bodenbelägen haben die Berufsgenossenschaften eine Arbeitsanweisung erstellt (BG-Information BGI 664). Durch sie soll sicher gestellt werden, dass es bei der Sanierung zu keiner Asbestkontamination kommt. Zu beachten ist allerdings, dass in

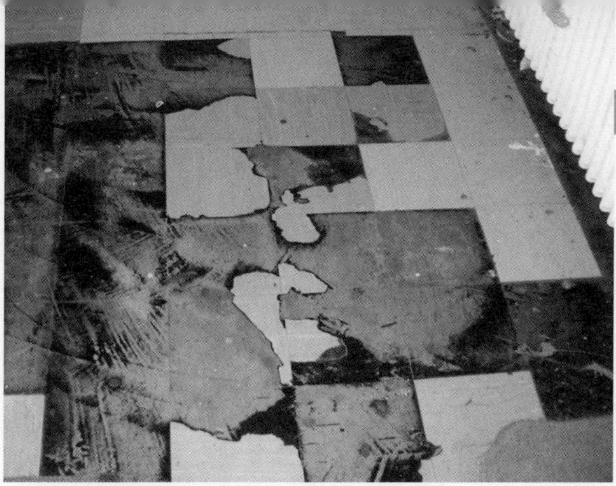

Stark beschädigte asbesthaltige Floor-Flex-Fußbodenplatten

den meisten Fällen auch der verwendete schwarze Kleber asbesthaltig ist. Während die Platten noch mit verhältnismäßig wenig Aufwand ausgebaut werden können, erfordert das Abfräsen des asbesthaltigen Klebers meist umfangreiche Schutzmaßnahmen und verursacht damit auch erhebliche Kosten. Bereits im Vorfeld sollte daher mit einem Fußbodenleger abgestimmt werden, ob es nicht stattdessen sinnvoller ist, auf den alten Kleber eine Ausgleichmasse aufzubringen, die gleichzeitig als Trägerschicht für den neuen Kleber dient. Der Ausbau von verklebten Cushion-Vinyl-Bodenbelägen erfordert immer umfangreiche Schutzmaßnahmen, weil die rückseitige Asbestpappe dabei zwangsläufig beschädigt wird.

Instandhaltung von Asbestzement-Fassaden

Auch bei der Instandhaltung von asbesthaltigen Bauteilen im Außenbereich sind gesetzliche Vorschriften zu beachten. So muss immer sichergestellt sein, dass Personen oder Nachbarbereiche nicht gefährdet sind. Im Rahmen dieser Arbeiten ausgebaute Asbestzement-Produkte dürfen nur dann wieder angebracht werden, wenn es sich um einzelne unbeschädigte Teile handelt und wenn dies ohne ihre Beschädigung oder Bearbeitung möglich ist.

Zur Verlängerung der Lebensdauer dürfen beschichtete Asbestzementplatten im Außenbereich mit geeigneten Lacken wiederbeschichtet werden. Voraussetzung für eine

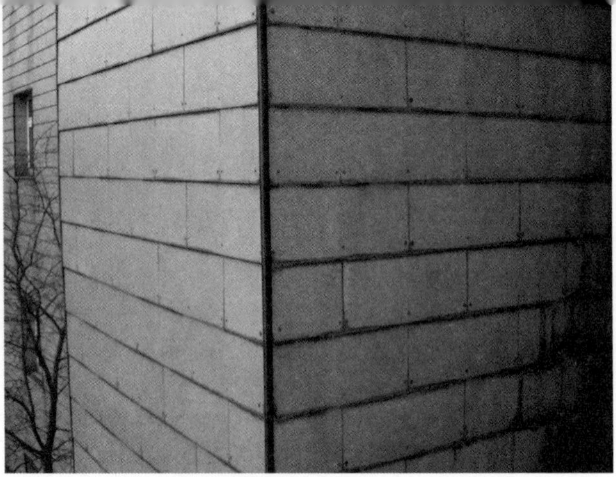

Fassade mit Asbestzement-Platten

erfolgreiche Beschichtung ist eine Vorreinigung der Platten. Reinigungsverfahren, die die Oberfläche von Asbestzementplatten abtragen, wie Abschleifen, Hochdruckreinigen und Abbürsten, sind jedoch verboten, da sie zu einer Belastung von Luft und Boden mit Asbestfasern führen würden. Erlaubt ist lediglich das Reinigen von Asbestzement-Fassaden, wenn folgendermaßen vorgegangen wird: Die Fassade wird abschnittweise mit einem drucklosen Wasserstrahl feucht gehalten, mit Wasser unter Reinigungsmittelzusatz und Verwendung weich arbeitender Hilfsmittel, zum Beispiel einem Schwamm, gereinigt und anschließend mit einem drucklosen Wasserstrahl abgespült. Das dabei anfallende Wasser muss aufgefangen werden. Es kann dann allerdings als normales Abwasser entsorgt werden. Vor der Beauftragung einer Fachfirma sollte sorgfältig geprüft werden, ob die vorgesehene Behandlung zulässig nach TRGS 519 ist (Auskünfte hierzu erteilt das Umweltamt, das Staatliche Amt für Arbeitsschutz oder das Gewerbeaufsichtsamt) und – anhand von Referenzen – ob die Beschichtung tatsächlich die versprochene Wirkung erzielt.

Im Unterschied zu den bereits ab Werk beschichteten Asbestzement-Fassadenplatten ist sowohl das Reinigen, als auch das Beschichten von Asbestzement-Dachflächen grundsätzlich nicht erlaubt. Auch das Aufbringen einer zweiten Dachhaut ist nicht zulässig. Mit den genannten

Einschränkungen und Verboten will der Gesetzgeber erreichen, dass die Lebensdauer dieser asbesthaltigen Materialien nicht künstlich verlängert und dadurch auch die davon ausgehende Gefährdung zeitlich ausgedehnt wird.

Freigabemessung nach Sanierung

Nach umfangreichen Asbestsanierungen in Innenräumen müssen so genannte Freigabemessungen erfolgen. Diese dürfen nur von Instituten vorgenommen werden, die eine ordnungsgemäße Durchführung der Messung nach VDI-Richtlinie 3492 Blatt 2 gewährleisten. Die Schutzmaßnahmen dürfen erst dann aufgehoben werden, wenn die gemessene Asbestfaserkonzentration die nach Asbest-Richtlinie festgelegten Grenzwerte unterschreitet: 500 Fasern pro Kubikmeter Luft (Messwert) und 1.000 Fasern pro Kubikmeter Luft (so genannter oberer Poissonwert). Vor dem Abbruch eines Gebäudes müssen alle asbesthaltigen Materialien sachgerecht ausgebaut und als gefährliche Abfälle entsorgt werden, unabhängig davon, ob es sich um schwach oder fest gebundene Asbestprodukte handelt.

Künstliche Mineralfasern (Mineralwolle, KMF)

Verwendung von künstlichen Mineralfasern

Im Unterschied zum natürlichen Mineral Asbest werden Glas- und Steinwolle künstlich aus Altglas bzw. bestimmten Gesteinen hergestellt. Anschließend werden die künstlichen Mineralfasern (KMF) mit einem Kunstharz und Additiven zu den im Handel erhältlichen Mineralwolle-Produkten weiterverarbeitet.

Ähnlich wie Asbest dient Mineralwolle hauptsächlich zur Wärmedämmung, zum Kälte- und Brandschutz sowie zur Schallisolation. Ihr Einsatz erfolgt im Wohnungsbau meist in Form von Platten, Matten und Filzen an Dächern,

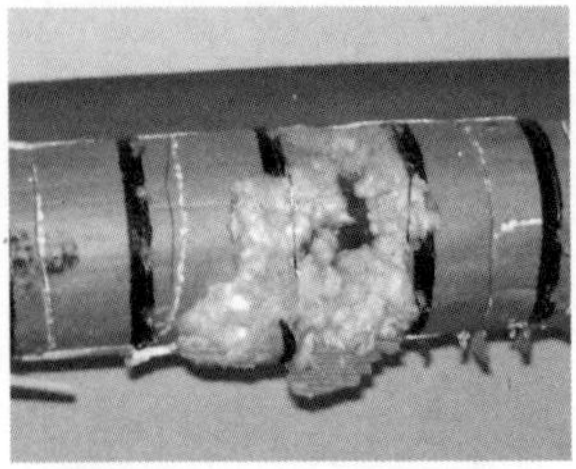

Künstliche Mineralwolle als Dämmung eines Heizungsrohrs

Fassaden und Rohrleitungen sowie als Trittschalldämmung unter dem Estrich. Auch Leichtbauwände (Ständerwerk) und Holzdecken werden vielfach mit Mineralwolle gedämmt (Fertighäuser). Asbesthaltige wie auch asbestfreie Elektrospeicherheizgeräte enthalten zu Dämmzwecken Mineralwolle-Matten. Die im Handel angebotenen Dämmfilze werden häufig auf dünne papierverstärkte Aluminiumfolien kaschiert, oder es werden dünne Glasfaservliese (schwarz) als Verstärkungsschicht auf die Dämmplatten aufgeklebt.

Bei den für die Vliese verwendeten Fasern handelt es sich um vergleichsweise dicke so genannte textile Glasfasern (Endlosfasern), die nicht lungengängig sind. Textile Glasfasern werden weiterhin eingesetzt zur Erhöhung der Festigkeit von Polyester-Wellplatten (für Balkon und Terrasse) sowie für Glasfasertapeten.

Gesundheitsgefahren durch KMF

„Alte" Mineralwolle-Dämmstoffe

Etwa 30 % der in den handelsüblichen Mineralwolle-Dämmstoffen enthaltenen künstlichen Mineralfasern sind so dünn, dass sie beim Einatmen in die Lunge gelangen können. Bis etwa 1996 enthielten solche Dämmstoffe Fasern, die sich in der Lunge erst nach vielen Monaten bis Jahren auflösen. Solche lungengängigen und zugleich biobeständigen Fasern werden als krebsverdächtig angesehen. Das Grundprinzip, nach dem künstliche Mineralfasern Tumore erzeugen können, ist also dasselbe, wie bei den Asbestfasern. Gleichwohl ist die Gefährlichkeit der KMF weit geringer als die von Asbest. Das liegt insbesondere daran, dass KMF in der Lunge eine kürzere Verweildauer haben und zudem – im Unterschied zu Asbestfasern – nicht in noch feinere Fasern längsspalten. Außerdem entwickeln Mineralfaser-Produkte meist weniger

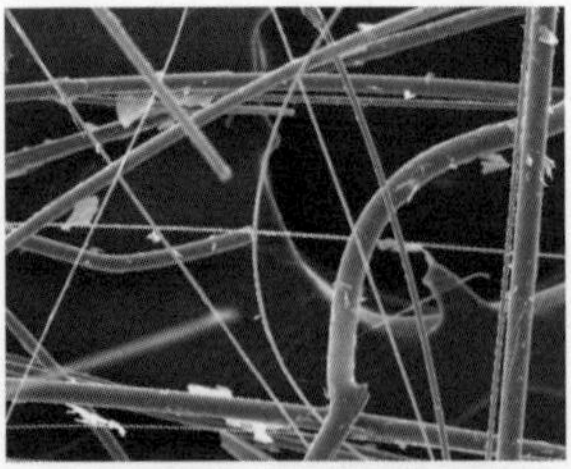

Künstliche Mineralfasern

Feinstaub, der außerdem nur einen geringeren Anteil lungengängiger Fasern enthält.

Keramikfaser-Produkte

Eine Besonderheit stellen die hochtemperaturstabilen Keramikfasern dar. Ihr Hauptanwendungsbereich ist die Feuerfestauskleidung von Industrieöfen. Daneben werden bis auf weiteres Keramikfasern jedoch auch zur Isolierung von Cerankochfeldern, Heizkesseln und für Türöffnungen von Kachelöfen eingesetzt. Die schneeweißen Produkte enthalten oft keinerlei Bindemittel und bestehen zum größten Teil aus lungengängigen Fasern. Im Zusammenwirken mit einer hohen Beständigkeit im biologischen Gewebe ergibt sich für Keramikfasern ein krebserzeugendes Potenzial, das dem von Asbestfasern nahe kommt.

„Neue" Mineralwolle-Dämmstoffe

Seit dem Juni 2000 dürfen nur noch Mineralwolle-Dämmstoffe hergestellt und verwendet werden, die nachweislich nicht krebserzeugend sind. Die so genannte „Freizeichnung" kann der Hersteller entweder durch tierexperimentelle Untersuchungen zur krebserzeugenden (kanzerogenen) Wirkung bzw. zur Biobeständigkeit der Fasern oder über den so genannten Kanzerogenitätsindex (KI) erreichen. Entscheidet sich der Hersteller für den KI als Freizeichnungskriterium, so muss dieser mindestens einen Wert von 40 aufweisen. Mineralwolle-Dämmstoffe, die frei von Krebsverdacht sind, tragen das RAL-Gütezeichen 388.

RAL-Gütezeichen 388 „Erzeugnisse aus Mineralwolle"

Die Erkenntnisse zur kanzerogenen Wirksamkeit von künstlichen Mineralfasern sind bis heute lückenhaft. So werden von der renommierten MAK-Kommission der Deutschen Forschungsgemeinschaft aus Vorsorgegründen immer noch sämtliche lungengängigen Glas- und Steinwollfasern als krebsverdächtig angesehen (Stand: 2004).

Gemeinsam ist den „neuen" und den „alten" Produkten, dass es bei Missachtung der empfohlenen Schutzmaßnahmen zu akuten gesundheitlichen Beeinträchtigungen durch gröbere Fasern und Faserbruchstücke, in Form von Reizungen der Haut und der Schleimhäute, kommen kann.

Von 1996 bis zum Zeitpunkt des Herstellungsverbotes Mitte des Jahres 2000 wurden sowohl „alte“ wie auch „neue“ Mineralfaserprodukte hergestellt. Die „alten“ Dämmstoffe erfüllen keines der genannten Freizeichnungskriterien und sind damit als krebsverdächtig eingestuft. Diese Einstufung allein bedingt jedoch kein Sanierungsgebot. Ordnungsgemäß ausgeführte Wärmedämmungen führen nämlich in der Regel nicht zu erhöhten Faser-Konzentrationen in der Raumluft. Erhöhte bis deutlich erhöhte Konzentrationen werden festgestellt, wenn Mineralfaser-Erzeugnisse so eingebaut sind, dass sie in direktem Luftaustausch mit dem Innenraum stehen (zum Beispiel Akustikdecken ohne funktionsfähigen Rieselschutz) oder bei bautechnischen Mängeln bzw. Konstruktionen, die nicht dem Stand der Technik entsprechen. Bei Instandhaltungsarbeiten oder beim Ausbau von Mineralwolle muss jedoch stets mit einer Faserfreisetzung gerechnet werden.

TRGS 521 beachten

Arbeiten an krebsverdächtigen KMF dürfen nur von Firmen ausgeführt werden, die über geschultes Personal und die notwendigen Geräte verfügen (unter anderem Spezialstaubsauger). Einzelheiten zur Vorgehensweise und zu den Schutzmaßnahmen sind in der Technischen Regel für Gefahrstoffe TRGS 521 festgelegt. Sollen geringfügige Arbeiten an KMF in Eigenleistung ausgeführt werden, so muss durch geeignete Maßnahmen (P2-Feinstaubmaske verwenden, Produkt anfeuchten, Folie auslegen) dafür gesorgt werden, dass eine Gesundheitsgefährdung für alle Personen ausgeschlossen ist. Ein Wiedereinbau

„alter" Mineralwolle ist lediglich für im Rahmen von Instandhaltungsarbeiten demontierte Materialien zulässig. Und dies auch nur unter der Voraussetzung, dass dabei keine oder nur eine geringe Faserbelastung zu erwarten ist.

Freigabemessungen nach umfangreichen Arbeiten an eingestuften Mineralfaser-Produkten in Innenräumen sind nicht vorgeschrieben. Werden jedoch unter Vorsorgegesichtspunkten solche Raumluftmessungen gewünscht, so bietet es sich an, die für Asbestfasern festgelegten Grenzwerte (☞ oben) analog zugrunde zu legen.

Alte Mineralwolle kann gefährlicher Abfall sein!

Vor dem Abbruch eines Gebäudes müssen die als krebsverdächtig eingestuften Mineralfaser-Erzeugnisse sachgerecht ausgebaut werden. Hierfür wie auch für Renovierungsarbeiten gilt: „Alte" Mineralfaser-Erzeugnisse müssen als gefährliche Abfälle entsorgt werden (Abfallschlüssel 170603). Ansprechpartner für die ordnungsgemäße Beseitigung sind die Umweltämter oder die zuständigen lokalen Abfallwirtschaftsbetriebe.

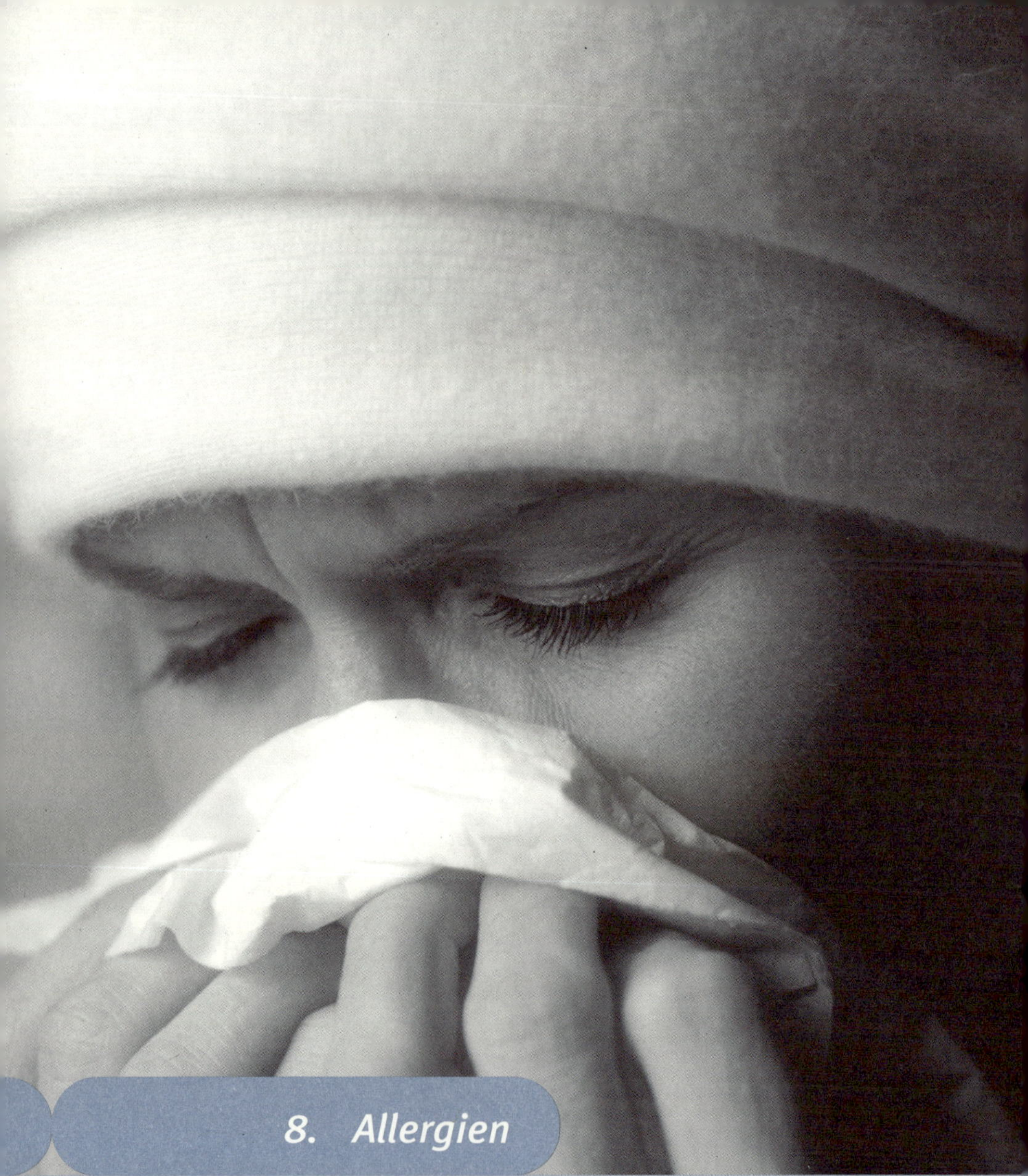

8. Allergien

Allergien sind nicht nur lästig. Sie können die Lebensqualität deutlich einschränken – manchmal enden sie sogar tödlich. Gemessen an ihrer Verbreitung und den möglichen Folgen, wird Allergieerkrankungen viel zu wenig Aufmerksamkeit geschenkt.

Die Bedeutung von Allergien

24 bis 32 Millionen Bundesbürger sind allergisch veranlagt

Schon längst sind Allergien zu einer Volkskrankheit geworden. 1999 schätzte der Sachverständigenrat für Umweltfragen in seinem Sondergutachten „Umwelt und Gesundheit", dass etwa 24 bis 32 Millionen Bundesbürger zumindest die Anlage für Allergien haben. Eine alarmierende Zunahme von Neurodermitis und allergischen Atemwegserkrankungen besonders bei Kindern, aber auch bei Erwachsenen, bestätigt das. Anfang des Jahres 2003 wies das Umweltforschungszentrum Halle-Leipzig erstmals nach, dass Renovierungsaktivitäten das Immunsystem von Kindern – auch schon im Mutterleib – in einer Weise beeinflussen können, die sie anfälliger für Infektionskrankheiten und Allergien macht.

Was ist allergieauslösend?

Bei Sanierungs- bzw. Renovierungsarbeiten besteht erhöhte Gefahr des Kontakts mit allergieauslösenden Stoffen

Wer ein Gebäude saniert (bzw. sanieren lässt) oder renoviert, der kann bei vielen Gelegenheiten mit reizenden oder allergieauslösenden Stoffen in Berührung kommen.

Dabei kann es sich zum Beispiel um Stäube handeln, die beim Bearbeiten von alten Materialien entstehen und die auf die Haut oder in die feinen Bronchien gelangen. Bei der Verarbeitung von Bauprodukten können zahlreiche Chemikalien ausgasen oder sie erreichen die Haut in Form von Farbspritzern oder Sprühnebel (Aerosolen) und werden so in den Körper aufgenommen.

Nicht nur während der Arbeiten, sondern auch danach können noch reizende oder allergisierende Stoffe an die Raumluft abgegeben werden. Dabei kann es sich um Ausgasungen von Lösungsmitteln oder bioziden Konservierungsstoffen aus den verarbeiteten Produkten handeln.

Die Zusammenhänge der Entstehung allergischer Reaktionen sind komplex. Manche der allergieauslösenden Stoffe werden zum Problem, wenn sie eingeatmet werden, andere bei Einwirkung auf die Haut. Eine Reihe von Stoffen sind in beiden Fällen schädlich und eine geringe Zahl löst Allergien nur in Zusammenwirkung mit Licht aus. Überdies reagieren nicht alle Menschen gleich empfindlich. Ein häufiges Phänomen ist, dass Stoffe oder auch Produkte einem Menschen lange keine oder nur geringfügige Probleme bereiten, irgendwann jedoch unvermittelt heftige allergische Symptome hervorrufen.

Reizstoffe schaden kurzfristig, Allergieauslöser langfristig

Von der allergieauslösenden Wirkung, die langfristig über den Weg der so genannten Sensibilisierung stattfindet, muss die lediglich reizende Wirkung vieler Bestandteile von Bauprodukten oder auch -materialien unterschieden werden.

Bei Hautausschlägen, etwa nach dem Kontakt mit einer lösungsmittelhaltigen Farbe, kann es sich um eine so genannte irritative Hautreaktion (irritatives Kontaktekzem) handeln. Sie kann ohne längerfristige Beschwerden wieder vollständig abheilen. Eine allergische Reaktion sieht unter Umständen auf den ersten Blick genauso aus. Sie bleibt jedoch nach ihrem Abklingen im Immungedächtnis gespeichert und wird beim nächsten Kontakt mit auch nur geringen Mengen des problematischen Stoffs eine mehr oder minder heftige allergische Reaktion des Körpers auslösen. Allerdings kann ständiger Kontakt mit reizenden Stoffen das Ausbrechen von Allergien begünstigen. Um welches Krankheitsbild es sich in jedem einzelnen Fall handelt, kann nur ein Facharzt feststellen (Hautarzt oder Allergologe).

Man unterscheidet im Wesentlichen Allergien, die durch Hautkontakt ausgelöst werden, von solchen, die durch Einatmen der betreffenden Stoffe hervorgerufen werden.

Mögliche Allergieauslöser können sowohl Chemikalien, als auch natürliche Stoffe sein. Besonders empfindlich reagieren die dünnen Schleimhäute der Augen, Nase und Atemwege. Die Ermittlung unbedenklicher Grenzwerte ist wegen der Komplexität des Problems aufwändig und schwierig.

Wo Allergieauslöser zu finden sind

Allergien durch Baustoffe und -materialien sind zuerst im Rahmen arbeitsmedizinischer Untersuchungen aufgefallen. Maurerkrätze (durch chromathaltige Zemente), Malerkrätze (durch terpenhaltige Farben) oder Isocyanat-Asthma (durch isocyanathaltige Lacke, Kleber oder Montageschäume) sind Krankheitsbilder, die mittlerweile bekannt und deren Ursachen identifiziert sind. Zwar lassen sich bis heute nicht alle problematischen Stoffe vermeiden, durch einen sachgerechten Umgang kann aber immer ein hohes Maß an Sicherheit erreicht werden.

Eine Grundlage für die Maßnahmen im Arbeitsschutz ist eine Liste sensibilisierender Stoffe. Sie wird jährlich von der „Senatskommission zur Prüfung gefährlicher Arbeitsstoffe der Deutschen Forschungs-Gemeinschaft“ aktualisiert.

Das Gefahrstoffrecht greift diese Stoffe auf und regelt deren berufliche Verwendung über die „Technischen Richtlinien für Gefahrstoffe“ (TRGS). Die zuständige Bauberufsgenossenschaft (BG Bau) hat es sich zur Aufgabe gemacht, diese Informationen über sensibilisierende und andere gefährliche Stoffe über ein **G**efahrstoff-**I**nformations-**S**ystem für **Bau**stoffe (GISBAU) an die Anwender von Bauprodukten zu vermitteln. Entsprechende Gefahrenkodizes (GISCODE) sind auch auf Produkten zu finden. Ein GISCODE wird jeweils einer Produktgruppe mit gleichen Gesundheitsrisiken zugeordnet und erfordert daher die gleichen Schutzmaßnahmen. Der Code RE1 steht zum

Beispiel für Verlegewerkstoffe auf Epoxidharzbasis, die lösemittelfrei und sensibilisierend sind.

Epoxide und Isocyanate: Die bedeutendsten synthetischen Allergieauslöser

Die bedeutendsten Allergieauslöser in Bauprodukten sind Epoxide und Isocyanate in so genannten Zweikomponentensystemen. Wie der Name schon sagt, bestehen sie aus den beiden Komponenten Harz und Härter. Produktbeispiele sind Fußbodenkleber und -versiegelungen oder manche Montageschäume.

Professionelle Produkte sollten daher auch ausschließlich von Profis unter Verwendung der notwendigen Arbeitsschutzausrüstungen und Heimwerkerprodukte unter Vermeidung jeglichen Hautkontakts und bei guter Belüftung verwendet werden.

Biozide wirken sensibilisierend, Lösungsmittel begünstigen Allergien

Die Stoffgruppe der Lösungsmittel muss grundsätzlich als allergiebegünstigend betrachtet werden, ebenso wie alle biozidhaltigen Produkte. Sie wirken außerdem unterschiedlich stark sensibilisierend. Biozide sind aber nicht nur in Holzschutzmitteln zu finden, sondern auch als Konservierungsstoffe in wasserhaltigen Produkten. Dazu gehören Farben, Lacke, Kleber und Reinigungs- sowie Pflegemittel (☞ Kapitel „Holzschutzmittel und Biozide“). Die nebenstehende Übersicht der BG BAU gibt einen Überblick über Stoffe, die sensibilisierend sind und leicht über die Haut aufgenommen werden. Die folgenden Ausführungen basieren auf Informationen des Gefahrstoff-Informations-Systems (GISBAU) in der Bauwirtschaft.

Sanierung des Mauerwerks mit Steinfestiger und -hydrophobierer

Steinfestiger dienen der Festigung poröser, saugfähiger Baustoffe, wie etwa Sandsteinen, deren Struktur und Stabilität durch Umwelteinflüsse beeinträchtigt wird.

Steinhydrophobierungsmittel haben die Funktion, mineralische Baustoffe Wasser abweisend zu machen

Verbindung	Wirkung	Anwendungsbereich
Ammoniumhexafluorosilikat	H	Holzschutzmittel
Benzol	H	Benzin
Benzalkoniumchlorid	S	Desinfektionsreinigungsmittel
2-Butanonoxim	S	Farben und Lacke, Klebstoffe
2-Butoxyethanol	H	Parkettsiegel, Reinigungsmittel
2-Butoxyethylacetat	H	Lösungsmittel
Chrom-VI-Verbindungen	S	Holzschutzmittel, Zement
Cyclohehanon	H	Lösungsmittel
4,4'-Diaminodiphenylmethan	H,S	Epoxidharzprodukte (Säurebau)
Dibenzoylperoxid	S	Polyesterharze
Dichlofluanid	S	Holzschutzmittel
Diisocyanattoluol	S	Polyurethan
Diphenylmethan -4,4'-diisocyanat	S	Polyurethan
1,2-Ethandiol	H	Lösungsmittel
Ethylbenzol	H	Lösungsmittel
Epoxyverbindungen	S	Klebstoffe, Betonsanierung, Beschichtung
Flusssäure	H	Reinigungsmittel
Formaldehyd	H,S	Reinigungsmittel (Desinfektion)
Furfural	H	Säurebau
Furfurylalkohol	H	Säurebau
Glutardialdehyd	S	Desinfektionsreinigungsmittel
Glyoxal	S	Desinfektionsreinigungsmittel
Hexamethylendiisocyanat	S	Polyurethan
Holzstaub	S	Schreinerei
Isophorondiamin	H,S	Epoxidharzprodukte
Isophorondiisocyanat	S	Polyurethan
Isopropylbenzol	H	Lösungsmittel
Isothiazolinone	S	Konservierungsmittel u.a. in Farben und Lacken
Kolophonium	S	Beschichtungsstoffe
Methanol	H	Lösungsmittel
Methylmethacrylat	S	Beschichtungsstoffe
N-Methyl-2-pyrrolidon	H	Abbeizer, Parkettsiegel
Nickel	S	Schweißelektroden
Phenol	H	Säurebau, Epoxidharzprodukte
Terpene	H,S	Lösungsmittelbestandteil; Citrusgeruch
Terpentinöl	H,S	Lösemittel u. a. in Farben und Verdünnern
Triethylentetramin	H,S	Epoxidharzprodukte
Xylol	H	Lösungsmittel
Tributylzinnverbindungen	H	Holzschutzmittel, Antifoulingfarben

Wichtige sensibilisierende und hautresorptive Stoffe

Sensibilisierende (S) und hautresorptive (H) Stoffe in der Bauwirtschaft (Quelle: BG BAU, 2000; leicht verändert) und damit zum Beispiel die Aufnahme von Feuchtigkeit in das Mauerwerk zu verhindern.

Probleme durch Lösungsmittel, Alkohole und Silikate

Steinfestiger bestehen neben organischen Lösungsmitteln hauptsächlich aus Tetraethylsilikat. Dieser Stoff ist als reizend eingestuft und kann Lunge und Kehlkopf schädigen.

Steinhydrophobierungsmittel enthalten hohe Anteile an hautresorptiven Lösungsmitteln, wie Alkohole, Butylacetat und Kohlenwasserstoffgemische. In unterschiedlichen Zubereitungen kommen als Wirkstoffe Alkoxysilane, -siloxane und Polysiloxane zum Einsatz. Sie sind zwar nicht kennzeichnungspflichtig, spalten jedoch unter Feuchtigkeitseinfluss Alkohole wie zum Beispiel das giftige Methanol ab. Es gibt jedoch auch Produkte auf Wasserbasis, die in bestimmten Fällen aufgrund ihrer Anwendungsform als Emulsion oder Paste Vorteile haben.

Steinfestiger, teilweise auch Hydrophobierer, enthalten bis zu drei Prozent an organischen Zinnverbindungen, die als Katalysatoren den Verfestigungsprozess beschleunigen. Sie sind zum Teil hautresorptiv und giftig. Darüber hinaus werden bei ihnen Wirkungen auf den Hormonhaushalt vermutet. Daher sollte jeglicher Hautkontakt mit ihnen vermieden werden. Die bei Bohrlochinjektionsverfahren eingesetzten Silikonate und Silikate (dabei werden die Produkte über zahlreiche systematisch angeordnete Bohrlöcher direkt und tief ins Mauerwerk eingebracht) sind zudem hoch alkalisch und wirken daher reizend bis stark ätzend.

Verarbeitung zementhaltiger Produkte

Maurerkrätze durch Chromate

Zu den zementhaltigen Produkten gehören neben dem reinen Portlandzement auch Zubereitungen, wie Spachtelmassen, Klebe- und Fugenmörtel, mit einem deutlich verminderten Zementanteil. Neben der hohen Alkalität der Produkte und der damit verbundenen ätzenden und reizenden Wirkungen kann auch der Chromatgehalt ein Problem sein. Er verursacht bei häufigem oder langem Kontakt das als Maurerkrätze bekannte allergische Zementekzem. Daher sollten nur chromatarme Zemente zur Anwendung kommen. In nicht feuchtigkeits- und wenig mechanisch belasteten Bereichen können auch weniger problematische lösemittelfreie Dispersionskleber verwendet werden.

Abbeizen

Dichlormethan- und aromatenfreie Abbeizer sind die besseren Alternativen

Für die Entfernung alter Lackschichten von Fußböden, Fenstern oder Türen sollten ausschließlich dichlormethanfreie Produkte verwendet werden. Das Lösemittel Dichlormethan kann das Nervensystem schädigen. Es steht im Verdacht, Krebs zu erzeugen und kann in hohen Konzentrationen in der Atemluft sogar zum Tode führen. Einige wenige dichlormethanfreie Abbeizmittel können giftige Aromaten (Benzol, Toluol, Xylol) oder allergieauslösende Stoffe enthalten. Achten Sie deshalb bei der Verarbeitung stets auf gute Belüftung und halten Sie sich von Zündquellen fern. Ihre Hände schützen Sie am besten mit Nitril- oder Polychloropren-Handschuhen. Dichlormethanfreie Abbeizer benötigen zwar längere Einwirkzeiten, dafür ermöglichen sie die Entfernung mehrerer übereinander liegender Lackschichten in einem Arbeitsgang.

Arbeiten mit Dämmstoffen und bei Staubbelastungen

Stäube jeglicher Art wirken reizend auf Atemwege, Rachen und Augen

Das Krebs erregende Potenzial durch atembare Anteile an Dämmstoffstäuben ist nur zum Teil faserspezifisch (☞ Kapitel „Asbest und künstliche Mineralfasern“). Damit sind nicht nur Mineralwoll-Dämmstoffe, sondern auch einzublasende Zelluloseprodukte oder schüttbare mineralische Produkte betroffen. Auf jeden Fall muss bei hohen Staubbelastungen jeglicher Art mit Reizungen der Atemwege in Nase und Rachen sowie – besonders bei Arbeiten über Kopf – mit Augenreizungen gerechnet werden. Die größeren Fasern können sich in der Haut verhaken und Juckreiz verursachen oder gar zu Entzündungen führen.

Zusatzstoffe in Mineralwoll-Dämmstoffen, wie organische Bindemittel auf Basis von Phenolformaldehydharzen, können bis zu sieben Gewichtsprozent der Dämmwolle ausmachen. Ausdünstungen des allergieauslösenden Formaldehyds dürften eher gering sein (☞ Kapitel „Formaldehyd"). 0,5 bis 1 Prozent der Dämmwolle-Produkte sind Mineralöle, die eine Staubentwicklung vermindern sollen. Die in Zellulosedämmstoffen bis zu einem Gewichtsanteil von 20 Prozent als Flammschutzmittel enthaltenen Borsalze können Augen und Atemwege reizen.

Eine besondere Art von Stäuben sind die von Schimmelpilzen und deren freigesetzten Sporen. Bei ihnen besteht grundsätzlich das Risiko einer Sensibilisierung. Man sollte daher den Hautkontakt sowie das Einatmen vermeiden. Personen, die gegen Schimmel allergisch sind, sollten die entsprechenden Sanierungen auf keinen Fall selbst ausführen (☞ Kapitel „Schimmel").

Dichtungsmassen

Dichtungsmassen geben beim Trocknen reizende und zum Teil sensibilisierende Stoffe ab

Bei Dichtungsmassen zur Abdichtung von Fugen unterscheidet man zwischen den weit verbreiteten Silikon- und Acrylat-Dichtungsmassen und den seltener verwendeten Polyurethan- und Polysulfid-Dichtungsmassen. Die Letztgenannten werden hier nicht näher betrachtet. Außerdem gibt es bei Silikon-Dichtungsmassen verschiedene Vernetzungssysteme. Man unterscheidet sauer, neutral und

	Reaktionsprodukte	Allergierisiko
Silikondichtstoffe (Vernetzungssystem)		
Acetatsystem (sauer)	Essigsäure	C: ätzend; reizend
Oximsystem (neutral)	2-Butanonoxim	Xi: reizend; sensibilisierend
Alkoxysystem (neutral)	Methanol	reizend, hautresorptiv
	2-Methoxyethanol	hautresorptiv; Xn: gesundheitsschädlich; reproduktionstoxisch
Aminsystem (neutral)	1-Aminobutan sec.-Butylamin Cyclohexylamin	C: ätzend; reizend; hautresorptiv; Xn: gesundheitsschädlich
Acryldichtstoff (lösemittelfrei)	Wasser	reizend bei längerem Kontakt

Überblick über Silikon- sowie Acryl-Dichtungsmassen, freigesetzte Substanzen und mögliches Allergierisiko

alkalisch aushärtende Dichtungsmassen. Sie geben über mehrere Tage unterschiedliche reizende und zum Teil auch sensibilisierende Stoffe an die Luft ab. Deren Menge entspricht etwa fünf Prozent der verarbeiteten Dichtungsmasse. Betrachtet man die Wirkung der aus den Silikondichtungsmassen ausgasenden Stoffe, so sind die sauer vernetzenden Systeme mit der reizend wirkenden Essigsäure das kleinere Übel. 2-Methoxyethanol aus dem neutral vernetzenden Alkoxysystem gilt dagegen als fortpflanzungsschädigend. Lösemittelfreie Acryldichtungsmassen spalten beim Aushärten lediglich Wasser ab und sind daher relativ gesundheitsverträglich. Längerer Kontakt mit dem Produkt kann allerdings zu Augenreizungen führen. Die Produktauswahl dürfte jedoch auch vom Verwendungszweck und der entsprechenden Belastbarkeit etwa in einer Fliesenfuge oder einer Dehnungsfuge abhängen. Auf jeden Fall erfordert die Verarbeitung von Dichtungsmassen stets eine gute Raumbelüftung sowie die Verwendung von Schutzhandschuhen.

Fußbodenverlegearbeiten

Bei manchen Arbeiten, etwa der Verklebung oder Beschichtung von Parkett in feuchtebelasteten oder auch in einigen mechanisch stark beanspruchten Bereichen (zum Beispiel Treppen), ist der Einsatz von Zweikomponenten-Vorstrichen und -Klebern nicht vermeidbar. Die Bestandteile der verwendeten Epoxidharz- bzw. Isocyanat-Produkte sind meist ätzend und reizend.

Beim Epoxid-System wirken sowohl Harz als auch Härter in der Regel sensibilisierend in Hinblick auf Hautallergien. Beim Isocyanat-System wirkt meist nur der Härter entsprechend. Die enthaltenen giftigen Isocyanate verursachen das so genannte Isocyanat-Asthma. Es entsteht nicht nur durch Einatmen, sondern auch bei Hautkontakt. Das in vielen Polyurethanprodukten enthaltene Diphenylmethandiisocyanat (MDI) steht außerdem im Verdacht, als atembares Aerosol Krebs zu erzeugen.

Zweikomponenten-Systeme sind erst im ausgehärteten Zustand ungefährlich

Bei lösungsmittelhaltigen Produkten wird die Allergieproblematik durch Lösungsmittel verschärft, wie zum Beispiel Glykolether oder aromatische Kohlenwasserstoffe. Sie entfetten die Haut stark und schädigen damit deren natürliche Schutzbarriere. Die in Polyurethan-Lacken in großen Mengen enthaltenen Lösungsmittel können unter anderem reizend wirken. Sie werden von der Haut aufgenommen. Von ausgehärteten Harzen geht in der Regel keine Gefährdung mehr aus.

Bei der Auswahl von Grundierungen, Spachtelmassen, Bodenbelagsklebstoffen und Fixierungen sind Produkte mit dem EMICODE-Kennzeichen EC1 zu empfehlen. Sie werden für die emissionsärmsten Produkte dieser Art von der Gütegemeinschaft für emissions- und schadstoffarme Verlegewerkstoffe (GEV) vergeben und gasen bereits zehn Tage nach der Verarbeitung nur noch sehr geringe Mengen an flüchtigen Stoffen aus. Während der Verarbeitung sollte trotzdem auf gute Belüftung und die vom Hersteller empfohlenen Schutzmaßnahmen geachtet werden.

Verarbeitung von Farben und Lacken

Allergieprobleme durch Lösungsmittel und Konservierungsstoffe

Allergieprobleme beim Malen und Lackieren werden von Lösungsmitteln oder Konservierungsstoffen verursacht. Durch das Einatmen und Verschlucken von Lösungsmitteldämpfen oder Aerosolen (bei Spritzvorgängen) können die Atem- und Verdauungswege gereizt werden. Terpene (zum Beispiel aus Zitrusschalenölen) wirken sensibilisierend. Außerdem sind die Lösungsmittel Xylol, Ethylbenzol und Isopropylbenzol hautresorptiv und können damit Allergien begünstigen.

Wasserverdünnbare Farben haben Vorteile hinsichtlich der verwendeten Lösungsmittel

Wasserverdünnbare Produkte sind aufgrund ihres geringen Lösungsmittelgehaltes deutlich weniger risikoreich als lösungsmittelhaltige Produkte. Sie enthalten jedoch problematische Topfkonservierer, die die wasserhaltigen Produkte vor dem Verschimmeln schützen.
Die häufig dafür verwendeten Isothiazolinone oder auch Formaldehyd gelten als sensibilisierend bei Hautkontakt. In der Luft schwebende Aerosole können dafür bereits ausreichen. Auch Acrylfarben können problematisch sein, wenn sie sensibilisierendes Methylmethacrylat beinhalten. Daher sollten bei der Verarbeitung stets Schutzhandschuhe getragen und auf eine Verarbeitung mit einer Spritzpistole möglichst verzichtet werden.

Verarbeitung von Holzschutzmitteln

Holzschutzmittel kommen unter anderem bei der Imprägnierung von tragenden Holzkonstruktionen zum Einsatz. Man unterscheidet wasserlösliche von öligen Produkten.

Wasserbasierte Produkte mit quartären Ammoniumverbindungen, polymerem Betain oder Chrom(VI)-Verbindungen wirken ätzend auf Haut und Schleimhäute. Die Chrom(VI)-Verbindungen können außerdem Hautallergien verursachen. Schon der Kontakt mit Stäuben, wie sie bei der Bearbeitung imprägnierter Hölzer entstehen, kann problematisch sein.

Risiken durch biozidhaltige Stäube und Lösungsmitteldämpfe

Die Risiken öliger Holzschutzmittel gehen unter anderem von ihrem mit 60 % bis 80 % relativ hohen Lösungsmittelgehalt aus. Deren Dämpfe und -Aerosole können Reizungen von Augen, Haut und Atemwegen verursachen. Die enthaltenen Biozide sollten nach Ansicht einiger Wissenschaftler grundsätzlich als potenziell sensibilisierend betrachtet werden (☞ Kapitel „Holzschutzmittel“).

Verwendung von Reinigungs- und Pflegemitteln

Auch Reinigungs- und Pflegemittel können für Allergiker zum Problem werden. Sie enthalten mit Konservierungs- und Duftstoffen zwei bedeutende potenzielle Allergengruppen. Daneben können enthaltene Farbstoffe und Tenside Allergien hervorrufen oder die Haut soweit vorschädigen, dass ein Entstehen von Allergien begünstigt wird.

Vorbeugen mit System

Eine gute Renovierung muss gut geplant sein

Zur optimalen Vorbereitung einer Renovierung gehört zunächst die Festlegung eines Zeitrahmens, der auch die notwenigen Trocknungs- bzw. Aushärtezeiten der verarbeiteten Produkte berücksichtigt. Ebenso wichtig ist die sorgfältige Auswahl der Produkte und der notwendigen Arbeitsschutzmaßnahmen. Dies alles dient auch der Vermeidung von Allergien.

Planung mit Weitsicht

- Beachten Sie bei Vorstrichen, Farben, Lacken, Klebern etc. unbedingt die angegebenen Trocknungszeiten. Arbeiten Sie bei guter Belüftung in der warmen Jahreszeit (mindestens 15° C Lufttemperatur) und lüften Sie anschließend gründlich mindestens zwei Tage lang.
- Beziehen Sie renovierte Räume erst, wenn der Geruch deutlich abgenommen hat. Nach etwa zehn Tagen haben sich die meisten ausgasenden Stoffe verflüchtigt. Schlafen Sie in frisch sanierten Räumen frühestens nach einer Woche. Richten Sie sich auch nach Ihrer Nase!
- Erhöhte Luftfeuchtigkeit durch noch vorhandene Baufeuchte kann zu Schimmelbildung und zu vermehrter Formaldehyd-Freisetzung aus klebstoffhaltigen Holzwerkstoffplatten (zum Beispiel Spanplatten) führen (☞ Kapitel „Schimmel"). Lassen Sie mindestens fünf Zentimeter Abstand zwischen Wänden und Möbeln, damit die Baufeuchte entweichen kann. Beheizen Sie alle Räume möglichst gleichmäßig. Verwenden Sie – falls erforderlich – ein Bautrocknungsgerät, etwa wenn eine Mauer neu errichtet und verputzt wurde. Lüften Sie regelmäßig und ausgiebig (Stoßlüftung).

Produktauswahl mit Vorsicht

- Nutzen Sie Produkte, die nachweislich schadstoffarm sind und möglichst wenig Stoffe an die Umgebung abgeben bzw. geben Sie deren Nutzung den Auftragnehmern vor. Wenn Hersteller über ein Produktlabel einen geringen Schadstoffgehalt als Produktqualität zusichern, so ist dies rechtlich verbindlich. Empfehlenswert sind zum Beispiel die Blauen Engel für Emissionsarme Wandfarben (RAL-**U**mwelt**z**eichen 102),

Schadstoffarme Lacke (RAL-UZ 12a), Emissionsarme Holzwerkstoffplatten (RAL-UZ 76), Emissionsarme Bodenbeläge (RAL-UZ 38), Emissionsarme Bodenbelagsklebstoffe (RAL-UZ 113), Recyclinggipsprodukte (RAL-UZ 60) und Tapeten (RAL-UZ 35a und b). Beachten Sie bei der Produktauswahl auch die GISCODES.

- Verwenden Sie möglichst konservierungsmittelfreie und lösungsmittelfreie Produkte. Berücksichtigen Sie jedoch deren begrenzte Haltbarkeit. Es gibt auch Pulverprodukte, die erst vor Ort mit Wasser angerührt werden.
- Bodenverlegewerkstoffe (Kleber, Spachtelmassen, Grundierungen) sollten die strengste EMICODE-Kategorie „EC 1" der Gütegemeinschaft emissionsarmer Verlegewerkstoffe (GEV) erfüllen. Die Werkstoffe müssen damit in der Summe und nach zehn Tagen weniger als 500 µg/m³ (Mikrogramm pro Kubikmeter Luft) an ausgasenden Stoffen in der Prüfkammer aufweisen. Im verlegten Zustand sollten die Werte noch geringer sein.
- Verwenden Sie textile Bodenbeläge, die nicht mit Bioziden gegen Motten- und Käferfraß ausgerüstet sind. Das erfordert bei Wollteppichen zwar die ständige Kontrolle auf Motten oder Käfer, Sie beugen damit aber möglichen Risiken für auf dem Boden krabbelnde Kleinkinder vor. Textile Kunstfaserbeläge sind nicht biozid ausgerüstet. Auskunft über am Markt erhältliche emissions- bzw. schadstoffarme textile Bodenbeläge geben auch die Tests der Stiftung Warentest.
- Verzichten Sie möglichst auf parfümierte Produkte oder solche, die Duftstoffe freisetzen. Auch ätherische Öle sollten allenfalls zeitlich befristet verwendet werden.

⟶ Verzichten Sie möglichst auf Produkte mit den folgenden Gefahrenhinweisen und Symbolen:

R-Satz	Bedeutung
R 37	reizt die Atmungsorgane
R 38	reizt die Haut
R 42	Sensibilisierung durch Einatmen möglich
R 43	Sensibilisierung durch Hautkontakt möglich
R36/37	reizt die Augen und die Atmungsorgane
R36/38	reizt die Augen und die Haut
R36/37/38	reizt die Augen, Atmungsorgane und die Haut
R37/38	reizt die Atmungsorgane und die Haut

Wichtige Produkt-Gefahrenhinweise (R-Sätze)

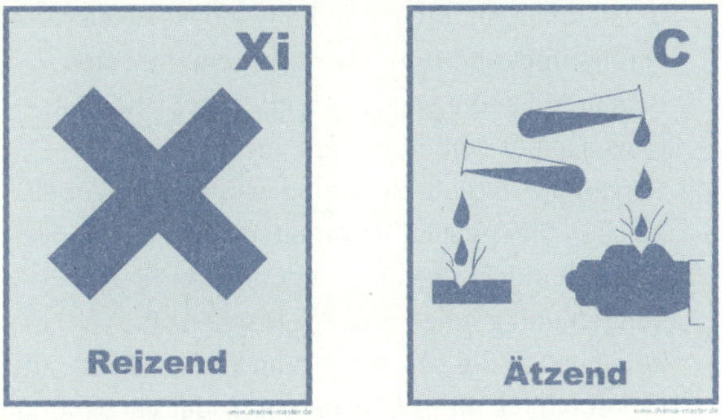

Symbole Andreaskreuz/Xi/reizend und C/ätzend

⟶ Berücksichtigen Sie, dass gefährliche Stoffe in Produkten erst ab bestimmten Konzentrationen auf dem Produktetikett deklariert werden müssen. Ein fehlender Gefahrenhinweis bedeutet also keine völlige Entwarnung. Erkundigen Sie sich bei bekannten Gesundheitsproblemen mit bestimmten Inhaltsstoffen beim Hersteller danach, ob sie in den fraglichen Produkten enthalten sind.

Produktverarbeitung mit Umsicht

- Schützen Sie Ihre Haut durch Arbeitskleidung, Schutzhandschuhe, Kopfbedeckung, Schutzbrille und – falls erforderlich – spezielle Hautschutzcremes. Entfernen Sie Farbspritzer im Gesicht umgehend mit einem sauberen, feuchten Lappen. Wechseln Sie möglichst zwischen feuchten und trockenen Arbeiten, um der Haut Erholung zu gönnen.
- Tragen Sie bei staubigen Arbeiten, wie Sägen, Schleifen und Schmirgeln, eine Staubschutzmaske mit Partikelfilter P2 (erhältlich in Baumärkten, -fachgeschäften und Apotheken). Kleben Sie Türspalten zu benachbarten Räumen mit Klebeband ab, sodass diese nicht verunreinigt und Dritte nicht gefährdet werden.
- Beachten Sie die Verarbeitungs- und Sicherheitshinweise auf den Produkten.
- Sorgen Sie für gute Belüftung während der Arbeit.
- Machen Sie regelmäßig Arbeitspausen. Legen Sie Arbeitshandschuhe ab, damit die Hände trocknen können und gönnen Sie sich frische Luft.
- Reinigen Sie die sanierten/renovierten Räume gründlich durch feuchtes Wischen und/oder Verwendung eines Staubsaugers mit Feinstaubfilter (HEPA-Filter; auf Prüfzeichen des TÜV oder DMT (nach EN 1822) achten!) oder K1-Industriesauger bzw. beauftragen Sie gegebenenfalls entsprechende Endreinigungsarbeiten.
- Reinigen Sie Arbeitsgeräte nicht ohne Schutzhandschuhe!
- Lagern Sie konservierungsmittelfreie Produkte kühl und trocken (max. sechs Monate). Legen Sie die Arbeitskleidung ab, reinigen Sie Hände und Gesicht gründlich und cremen Sie sie ein. Sorgen Sie für gute Belüftung der sanierten Räume (mind. zwei Tage).

Was Allergikern weiterhilft

Allergenarme Schutzausrüstung

Leider hat man im Bereich des Arbeitsschutzes wiederholt die Erfahrung machen müssen, dass auch als Schutz gedachte Hilfsmittel allergieauslösende Stoffe enthalten können. So haben gepuderte latexhaltige Gummihandschuhe in medizinischen Berufen häufig Allergieprobleme verursacht. In solchen Fällen kann mittlerweile auf allergenfreie Latex- oder Vinylhandschuhe zurückgegriffen werden.

Bei Staubsaugern muss der rechtzeitige und regelmäßige Filterwechsel durchgeführt werden. Außerdem müssen die Gehäuse der Sauger staubdicht sein, was zum Beispiel bei den Produkttests der Stiftung Warentest berücksichtigt wird. Andernfalls können aus den Geräten leicht Schadstoffschleudern werden.

Bei Waschpasten und -lösungen sowie bei Hautschutzcremes sollten Sie darauf achten, dass diese keine allergieträchtigen Konservierungsmittel enthalten. Als Allergiker können Sie Ihren Allergiepass zurate ziehen, da die Stoffe nicht unbedingt gekennzeichnet sein müssen. Wenn Sie zu Allergien neigen (als Atopiker), empfiehlt sich eine Rücksprache mit einem Hautarzt.

Lüftungsanlagen

In hochwärmegedämmten so genannten Passivhäusern sind Lüftungsanlagen obligatorisch. Mit Hilfe professionell geplanter (d. h. auch in die Gesamtobjektplanung integrierter), sorgfältig errichteter, richtig betriebener und gewarteter Lüftungsanlagen kann eine Verringerung von Allergenen in der Raumluft erreicht werden. Sie führen Allergene nach draußen ab und reduzieren die Luftfeuchtigkeit. So wird das Wachstum von Hausstaubmilben und Schimmelpilzen vermindert. Spezielle Filter (Feinfilter bzw. Chemisorptionsfilter wie Aktivkohle) sorgen dafür, dass über die Außenluft keine reizenden oder allergieauslösenden Stoffe in die Innenräume eingetragen werden. Bei Planung, Bau und Betrieb solcher Anlagen müssen folgende Dinge beachtet werden:

- Im Winter können Lüftungsanlagen durch Zufuhr trockener Außenluft Raumfeuchten unter 30 % erzeugen. Das kann einen hohen Staubgehalt, elektrostatische Aufladung und trockene Schleimhäute zur Folge haben. Verhindert wird das durch Anlagen mit zusätzlicher Luftbefeuchtung.
- Lüftungsanlagen, die mit einer Luftbefeuchtung gekoppelt sind, müssen hinsichtlich einer möglichen Keimbelastung regelmäßig überwacht und gewartet werden.
- Die Hauptaufgabe von Filtern ist die Reinhaltung der Lüftungskanäle, da deren Reinigung aufwendig und teuer ist. Die Filterwechselintervalle sollten daher unbedingt eingehalten werden (Filterstandsanzeigen regelmäßig prüfen)!
- Mit Blick auf den Schutz vor Pollen und Schimmelsporen sind die Filterklassen F7 und F8 zu empfehlen.

Allergikerverträgliche Produkte?

Wirklich allergikerverträgliche Produkte gibt es bislang kaum

Allergikerverträgliche Bauprodukte und selbst ganze Häuser, die so bezeichnet werden, treffen auf ein wachsendes Interesse. Ob die so beworbenen Produkte dieses Versprechen tatsächlich einhalten können, muss allerdings bezweifelt werden. Das Allergiegeschehen ist in der Realität zu komplex, als dass eine echte Verträglichkeit und damit Beschwerdefreiheit allergiekranker Kunden garantiert werden könnte.

Eine Verminderung der Belastung und Beschwerden über schadstoff-, emissions- und reizarme Produkte ist jedoch möglich. Produkte, die mit dem Blauen Engel ausgezeichnet sind, garantieren zum Beispiel anerkannte nachprüfbare Produkteigenschaften und funktionieren technisch einwandfrei.

In den letzten Jahren scheint sich die Situation für Allergiker zunehmend zu bessern. Immer mehr Produktanbieter für Farben, Bodenbeläge oder eben ganzer Häuser entdecken sie als neue Zielgruppe. Wenn die Produkte auch noch nach anerkannten Kriterien geprüft und zertifiziert werden, dann darf man ihnen vertrauen.

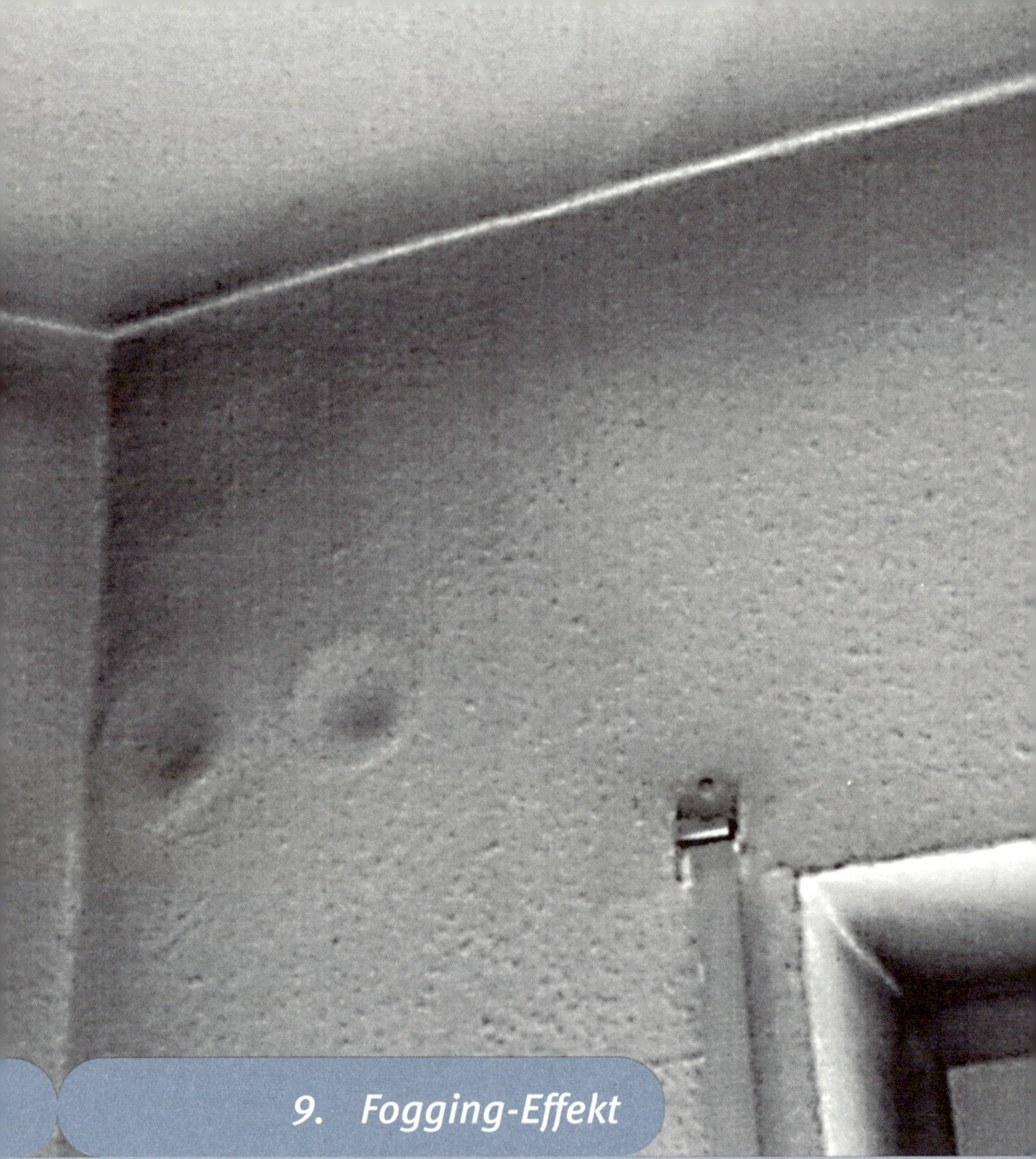

9. Fogging-Effekt

Beim so genannten Fogging-Effekt handelt es sich um eine ausschließlich in der Heizperiode auftretende Schwarzverfärbung von Innenräumen. Das Symptom ist ein rußähnlicher Schmierfilm insbesondere im Eckenbereich von Decken und Außenwänden, auf Fensterscheiben, Fensterrahmen, Gardinen, Kunststoffoberflächen und elektrischen Geräten.

Was Fogging nicht ist

Eine Reihe für die Entstehung des Fogging-Effekts zunächst möglich erscheinender Ursachen können ausgeschlossen werden. So handelt es sich nicht um:

- Einwirkungen von außen, zum Beispiel Emissionen von Industriebetrieben,
- Einwirkungen aus der nahen Umgebung, zum Beispiel von stark befahrenen Straßen,
- Einwirkungen von Lüftungsanlagen,
- Rußablagerungen von Öfen, Kaminen, Lüftungsanlagen, Kerzen,
- Rußablagerungen von Fackeln oder anderen offenen Flammen.

Der Belag entsteht auch in Nichtraucherhaushalten. Die Art der Heizung ist ohne Einfluss auf das Problem.

Ursachen des Fogging-Effekts

In den letzten Jahren haben viele Hersteller von Bau- und Renovierungsprodukten vermehrt schwer flüchtige organische Stoffe (SVOC) anstelle leicht flüchtiger organischer Verbindungen (VOC) als Lösemittel oder Additive eingesetzt. Die entsprechenden Produkte können werbewirksam als „lösemittelfrei" angeboten werden (☞ Kapitel „VOC").

Schwer flüchtige organische Verbindungen als Ursache

Durch die Aufheizung der Wohnräume während der Heizperiode entweichen diese SVOC aus den Produkten. Sie schlagen sich in kälteren Bereichen der Wohnung (Fensterflächen, Fensterrahmen, Decken/Wand-Bereich usw.) nieder und bilden dort einen klebrigen Kondensationsfilm. Zum sichtbaren Fogging-Effekt kommt es dann, wenn sich durch bestimmte raumphysikalische Verhältnisse der Zimmerfeinstaub an diese klebrige Kondensationsfläche anlagert.

Nach einer statistischen Untersuchung des Umweltbundesamtes von 1996 treten die entsprechenden Schwarzfärbungen fast ausschließlich während der Heizperiode und in solchen Wohnungen auf, die zuvor renoviert oder neu bezogen wurden. In 52 % der Fälle wurden Malerarbeiten vorgenommen, in 34 % Fußbodenarbeiten (einschließlich Teppichbodenverlegung). In erster Linie dünsten die SVOC aus Bauprodukten wie Innenraumfarben, Lacken, Vinyltapeten, geschäumten Strukturtapeten, Glasfasertapeten, Kassettendecken aus Styropor, Heizkörperlacken, Laminatfußböden, PVC-Platten und Isolierschäumen aus. Weitere Quellen sind getuftete textile Auslegware mit einem Rücken aus aufgeschäumtem Styrol-Butadien-Kautschuk, Holzimitat-Paneele und Kunststoffdekorplatten. Auch Kunststoffoberflächen von Möbeln können schwer flüchtige Weichmacher enthalten. Neben dem durch luftgetragene SVOC verursachten Effekt können unter bestimmten Bedingungen SVOC (zum Beispiel Weichmacher in Kunststofftapeten) an die Oberfläche wandern und dort den betreffenden Klebefilm bilden.

Bauphysikalische Faktoren

Bauphysikalische Gegebenheiten, insbesondere Wärmebrücken, aber auch mangelhafte Luftwechselraten, spielen ebenfalls eine wichtige Rolle. Manchmal reichen bereits geringe Temperaturdifferenzen an den Wandoberflächen aus, um den Effekt auszulösen. Neuere Untersuchungen zeigen, dass offenbar turbulente Luftströmungen (wie sie von Heizkörpern ausgehen) entlang kalter Oberflächen von entscheidender Bedeutung für den Effekt sind. Da diese Luftströmungen besonders oberhalb von Heizkörpern und den Übergangsbereichen von Wand zu Decke auftreten, kommt es bevorzugt an diesen Stellen zu Schwarzfärbungen, und zwar bevorzugt an den Innenseiten von Außenwänden. Die in der jüngeren Zeit unter Energiespargesichtspunkten häufig vorgenommene Abdichtung der Gebäudehülle kann sich bei ungenügender Lüftung ebenfalls ungünstig auswirken, indem der eingeschränkte Luftaustausch die emittierten SVOC in der Innenraumluft hält. Diese bauphysikalischen Faktoren kommen in Neubauten, insbesondere aber in nachträglich abgedichteten Altbauten zum Tragen.

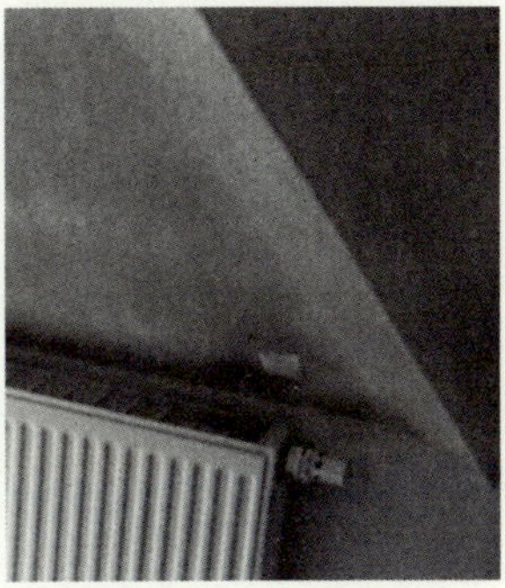

Fogging-Effekt über einem Heizkörper

Während der Heizperiode, in der meist auch weniger gelüftet wird, erhöht sich die Konzentration von SVOC in der Innenraumluft. Sie können sich dann an den in der Luft jeder Wohnung vorhandenen Mikrofeinstaub anlagern und die Zusammenlagerung von kleineren Staubteilchen zu größeren Partikeln begünstigen. Diese lagern sich nicht nur an kalten Wandflächen (zum Beispiel Zimmerecken), sondern auch an Kunststoffoberflächen, durch elektrostatische Kräfte im Bereich stromdurchflossener Leiter an Steckdosen und Lichtschaltern sowie an Stellen hoher Luftbewegung (zum Beispiel um die Heizkörper) ab. Es wurden sogar Fälle beobachtet, bei denen es über Nacht zu Schwärzungen der Schleimhäute der Hausbewohner in den Bereichen von Zunge und Nase gekommen ist.

Weitere Faktoren

Da beim Fogging-Effekt viele verschiedene Faktoren eine Rolle spielen, kommt es zu scheinbar rätselhaften Phänomenen. So kommt es vor, dass bei Wohnblöcken, die durchgängig von einem Bauträger in gleicher Weise mit Farben, Tapeten, Teppichen usw. ausgestattet worden sind, der Effekt nur in einer einzigen Wohnung auftritt. Den entscheidenden Unterschied macht in solchen Fällen der Staub aus. Jede Wohnung enthält ein nach Art und Menge unterschiedlich zusammengesetztes Staubgemisch, das abhängig ist von der individuellen Einrichtung und Nutzung der Wohnung. Bei diesem Staub handelt es sich nicht etwa um groben Wohnungsschmutz, sondern um Mikrofeinstaub, dessen Partikel kleiner als 63 millionstel Meter sind, die so genannte „63 µm-Feinfraktion". Sie wird durch unterschiedliche Eigenschaften wie Größenverteilung, Form, Oberflächen, Feuchtegehalte, chemische Zusammensetzung und physikalische Aufladung charakterisiert. Diese Schwebstaubkonzentration ist in Raucherhaushalten am höchsten. Durch das Aufheizen der Raumluft während der Heizperiode werden die physikalisch-chemischen Eigenschaften der Partikel verändert. So kommt es zu staubartspezifischen Anlagerungen an den Kondensationsfilm. Sie äußern sich dann als die bekannte äußerlich rußartige grau-schwarze schmierige Verfärbung. Zum Auftreten des Fogging-Effekts kommt es aber nur im ungünstigsten Fall, also wenn alle notwendigen Voraussetzungen hinsichtlich Art und Menge für die Bindung des Staubes vorliegen. Das bedeutet, dass trotz gleichen Ausgasungspotenzials nur selten die gleiche Farbe, der gleiche Teppich oder Schaumstoff zu einer Schwarzfärbung führt.

Während der Heizperiode verringert sich durch das Absinken der Raumluftfeuchtigkeit auch der Feuchtegehalt im zirkulierenden Feinstaub. Die dadurch leichteren Partikel haben eine größere Strömungsgeschwindigkeit. Durch die damit verbundene erhöhte Reibung laden sich die Oberflächen elektrostatisch auf. Die entstehenden Anziehungskräfte führen zum Zusammenballen der Partikel untereinander und zu ihrem Anhaften an den Oberflächen. Als weitere Faktoren für das Entstehen des Fogging-Effekts kommen in Frage:

- Dachschrägen als Prallwand für aufsteigende Feinstäube
- Nicht ausreichende Luftwechselraten
- Zu niedrige relative Luftfeuchtigkeiten (raumklimatisch günstig sind 45–60 %).
- Die Häufung von Strahlen emittierenden Bildschirmen

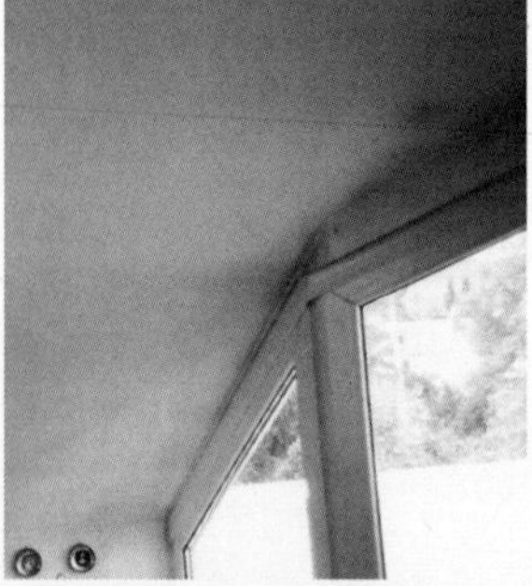

Fogging-Effekt an einer Dachschräge

(TV, Computer), durch die über eine Ionisierung der Raumluft auch eine statische Aufladung des Feinstaubes erfolgt.

Elektrostatisch aufgeladene Oberflächen von Synthetikgardinen und -teppichen, Kunststoffmöbel, -tapeten, -geräte und -fensterrahmen können das Problem weiter verschärfen.

Nachweis des Fogging-Effekts und Ermittlung der Ursachen

Zum Nachweis des Fogging-Effekts nimmt man Wischproben von den betroffenen Oberflächen (zum Beispiel Fensterscheiben im Wohnzimmer, Fensterrahmen, Türen). Die Probenahme kann entweder durch einen beauftragten Sachverständigen oder durch die betroffenen Bewohner selbst erfolgen. Dazu wird ihnen durch das chemische Labor ein Probenahme-Set mit genauer Anleitung zur Verfügung gestellt. Die Wischproben werden dann in einem Untersuchungslabor mit einem gaschromatografischen Verfahren (GC-MS) auf ihre Bestandteile untersucht. Damit kann festgestellt werden, ob es sich um einen reinen Fogging-Effekt handelt oder ob auch andere Ursachen (Kerzenabbrand, Öllampenabbrand, Nikotin u. a.) eine Rolle spielen.

Laboruntersuchungen

Als Ergebnis erhält man so genannte Totalionenstromchromatogramme (TIC). Sie dienen als Referenzprobe für die ebenfalls erforderlichen Untersuchungen von Verdachtsmaterialien aus der betroffenen Wohnung. Hiervon wird jeweils ein Muster (Wandfarbe, Teppich, Tapete, Bodenbelag usw.) in gleicher Weise untersucht. Durch Vergleiche ihrer TIC mit denen der Wischproben können die verantwortlichen Ausstattungsmaterialien am Fogging-Effekt ermittelt werden.

Fogging-Effekt

Bei Wandfarben kann man durch Messung der kondensierbaren Bestandteile nach DIN 75201-B zusätzlich eine Aussage über ihr allgemeines Fogging-Verhalten machen. Dabei handelt es sich um einen Test darauf, ob die betreffende Farbe foggingaktive Bestandteile enthält. Bei einem negativen Befund kann sie generell als Ursache ausgeschlossen werden. Diese Untersuchung sollte jedoch immer mit einer GC-MS-Analyse abgesichert werden. Erfahrungsgemäß handelt es sich bei den infrage kommenden Verbindungen vorwiegend um die nachstehenden schwer flüchtigen organischen Verbindungen (SVOC):

Auffällige SVOC bei Fogging-Effekten	
Höhere Alkane	*C17–C35 Heptadecan-Pentatriacontan*
Fettalkohole	*Tetradecanol, Hexadecanol, Octadecanol (Alkanole – Herkunft aus gewachsten Flächen und Böden)*
Fettsäuren	*Palmitinsäure, Stearinsäure, Ölsäure u. a.*
Fettsäureester	*Methylpalmitat, Methylstearat, Butylpalmitat u. a.*
Phthalsäureester	*DMP, DMPP, DBP, DIBP, DOP, Benzylbutylphthalat, DEHP u. a. (bei der überwiegenden Anzahl der nachgewiesenen Phthalsäureester stellt das DEHP als Bestandteil von Weich-PVC die Hauptkomponente in den Fogging-Proben dar.)*
Sonstige	*Adipate, Triterpene, Squalen (sehr häufig), Terephthalate, Polyethylenglykole und Phenoxyethanole (Ethylglykol), Siloxane*

Herkunft der SVOC beim Fogging-Effekt

Obwohl seit Jahren bekannt, ist das Phänomen noch immer nicht vollständig erforscht. Als wesentliche Bestandteile von Schwarzfärbungen, die im Rahmen von Wischprobenuntersuchungen nachgewiesen wurden, gelten bislang die nachfolgenden chemischen Verbindungen bzw. ihre Quellen.

Höhere Alkane

Farben Entschäumer und Bindemittel
Besonders häufig wirken sich Latexfarben ungünstig aus.

Aufgrund ihrer glatten Struktur bieten Latexfarben eine ideale Niederschlagsfläche für frei werdende Fettalkohole (Alkanole) und andere SVOC. Zusätzlich behindern sie die Fähigkeit der Wand, Feuchtigkeit aus der Raumluft aufzunehmen und wieder abzugeben (Diffusionsfähigkeit). Darüber hinaus können sich Latexfarben elektrostatisch aufladen. Sie ziehen dann Schmutzpartikel bevorzugt an, sodass die Verschmutzung auf der Wand stärker ist als bei anderen Farben oder diffusionsfähigen Wandbelägen. Aus diesem Grund ist hinsichtlich der Verwendung von Farben das Aufbringen einer diffusionsoffenen Farbe ohne Weichmacher und andere höher siedende Bestandteile zu empfehlen.

Teppiche	Hydrophobierungsmittel in Teppichfasern; Schaumrücken bei getufteter Teppichware
Tapeten	Geschäumte Ware
Laminate	Paraffin aus der Trägermaterialherstellung von HDF (hochverdichtete Faserplatten)

Weichmacher (Phthalsäureester)

Vinyltapeten	Stark weichmacherhaltig
Glasfasertapeten	Rückenklebeflächen stark weichmacherhaltig
Teppich-Auslegeware	Weichmacher im Teppichflor
PVC-Böden	Intensive Weichmacherausstattung

Höhere Fettsäuren

Seifen
Tenside
Alkydharze
Farben und Lacke
Weichmacher
Besonders auffällig ist in diesem Zusammenhang die Hexadekansäure. Sie ist die in Farben und Lacken am weitesten verbreitete Fettsäure und wird als Ausgangsstoff für oder als Bestandteil von Bindemitteln eingesetzt.

Phenoxylethanole = Ethylenglykol
Dispersionskleber und -lacke (Parkett-Versiegelungen)

Gesundheitliche Aspekte des Fogging-Effekts

Wie gefährlich ist Fogging?

Über eine gesundheitliche Gefährdung durch die am Fogging-Effekt beteiligten schwer flüchtigen organischen Verbindungen liegen heute noch keine gesicherten Ergebnisse vor. Die Konzentrationen der quantifizierbaren Weichmacher und Alkane bewegen sich in der Regel nicht in einem bedenklichen Bereich.

Falls es allerdings bei Kleinkindern unter einem Jahr zu Schwarzbelägen im Nasen- und Rachenbereich kommt, sollte diese Luftbelastung auch aus gesundheitlicher

Sicht nicht hingenommen werden. In diesem Fall sollte die betroffene Wohnung kurzfristig geräumt und saniert werden.

Aber auch wenn es nicht derartig schlimm kommt, im Einzelfall kann trotzdem eine unzumutbare hygienische und kosmetische Beeinträchtigung der Wohnatmosphäre vorliegen. Das bedeutet im Extremfall, dass die betreffende Wohnung ohne eine komplette Sanierung mehr nutzbar ist.

Sanierungsmöglichkeiten

Eine echte Abhilfe ist nur durch weitgehendes Entfernen der Emissionsquellen möglich. Das können in solchen Fällen zum Beispiel die Wandbeschichtung mit Tapete und Farbe, die Teppich-Auslegeware oder Fußbodenbeläge wie Laminat sowie PVC sein.

Was tun gegen Fogging?

Verbesserungen können durch bauliche Maßnahmen zur Beseitigung der Kältezonen (Wärmebrücken), die Verringerung der Mobilität des Feinstaubes durch Luftbefeuchtungsmaßnahmen in sehr trockenen Räumen (ungünstig ist eine relative Luftfeuchtigkeit von unter 40 %) oder ein Ausheizen der Räume in Kombination mit mehrfacher Stoßlüftung erreicht werden.

Geachtet werden sollte auf atmungsaktive Innenräume. Versiegelungen der Innenwände, die keinen Feuchtigkeitsaustausch mir der Raumluft zulassen, sollten vermieden werden. Empfehlenswert ist auch der Einbau einer saugfähigen Zwischenschicht zum Feuchtigkeitsausgleich zwischen Beton und Wandfarbe. Hierdurch wird zum einen das Raumklima verbessert, zum anderen wird über die verminderte elektrostatische Aufladung der Wände auch die Abscheidung des Mikrofeinstaubes reduziert. Hohe Luftfeuchtigkeiten im Wohnraum deuten auf das

Fehlen einer atmungsaktiven Schicht auf den Wänden hin. Frisch renovierte Wohnungen sollten erst bezogen werden, wenn sie ausreichend abgetrocknet und ausgelüftet wurden. Weitgehend verzichtet werden sollte auf elektrostatisch aufladbare Einrichtungen, wie Synthetikteppiche und -gardinen, Kunststoffmöbel und auch Laminat.

Es sind grundsätzlich diffusionsoffene Farbsysteme zu empfehlen. Auf keinen Fall sollte ein Anstrich verwendet werden, der für den Außenbereich vorgesehen ist. Achten Sie am Besten auf „emissionsfreie“ Qualitäten.
Lüften Sie regelmäßig! Besonders in der kalten Jahreszeit ist es wichtig, dass durch häufiges intensives Lüften die Raumluft immer wieder ausgetauscht wird. Dabei sollten die Lüftungsphasen nicht zu lang sein (einige Minuten), damit sich die Oberflächen und Wände nicht zu stark abkühlen.

Juristische Aspekte

Was tun im Streitfall?

Bei Streitigkeiten zwischen Vermieter und Mieter im Zusammenhang mit dem Fogging-Effekt geht es meist um die Feststellung, wer welche als foggingaktiv getesteten Materialien in die Wohnung eingebracht hat. Von Gerichten werden in Fällen, bei denen beide Parteien daran Anteil hatten, auch Quotelungen vorgenommen. Letztlich aber greift in allen Fällen die Produkthaftung des Herstellers, selbst wenn dieser sich der Fogging-Aktivität seines Produktes nicht bewusst war. Die Möglichkeiten für die Betroffenen liegen deshalb entweder in einer gerichtlichen Auseinandersetzung mit dem Hersteller (diese Verfahren laufen häufig auf einen Vergleich hinaus) oder in einer gütlichen Kulanzregelung. In jedem Fall ist aber das Gutachten eines akkreditierten Fachlaboratoriums erforderlich, um eventuelle Ansprüche durchsetzen zu können (☞ Kapitel "Rechtliche Aspekte").

Verdacht auf Fogging-Effekt – was tun?

Am Besten wenden Sie sich an ein Fachlabor oder -institut mit Erfahrung in diesem Bereich. Wischproben werden entweder durch das Labor oder – mit Anleitung – von Ihnen selbst und zurück an das Labor gesendet. Nach der GC-MS-Analyse durch das Labor erhalten Sie einen Prüfbericht mit der Feststellung, ob es sich um ein Fogging- oder ein anderes Schadenereignis handelt. Bei positivem Fogging-Befund sollte gemeinsam mit dem Labor eine Eingrenzung der in Frage kommenden Bau- und Ausstattungsmaterialien erfolgen.

Von foggingverdächtigen Materialien senden Sie nach Abstimmung mit dem Labor je eine Probe zur Analytik ein. Die Proben werden dann mit der Wischprobe verglichen und eine Bewertung hinsichtlich der Emissionsquellen in Ihrer Wohnung erstellt.

Tipp: Die wesentlichen Emissionsquellen müssen ermittelt und anschließend beseitigt werden. Es besteht sonst die Gefahr, dass der Fogging-Effekt erneut auftritt. So schafft das Überstreichen einer Wandfläche keine Abhilfe, wenn deren Diffusionsfähigkeit etwa durch eine Latexfarbe oder eine Strukturschaumtapete gemindert ist.

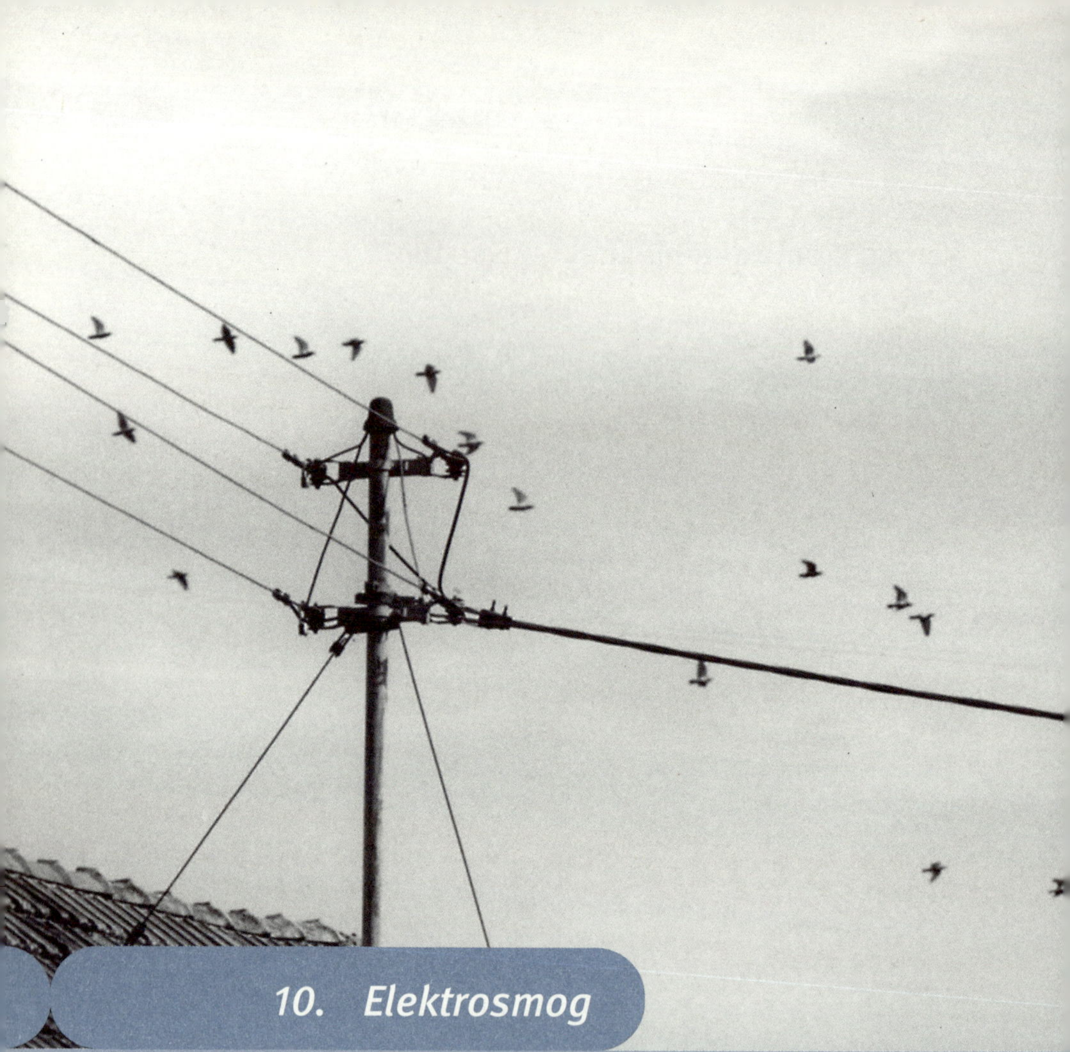

10. Elektrosmog

Die Bereitstellung, der Transport und die Nutzung von elektrischer Energie verursachen unvermeidlich elektromagnetische Felder. Manchmal ist die Erzeugung dieser Felder für die Funktion von technischen Geräten oder Einrichtungen sogar erforderlich, zum Beispiel beim Handy oder den elektronischen Diebstahlsicherungen im Kaufhaus. Bei entsprechender Intensität können sie allerdings auch zu gesundheitlichen Beeinträchtigungen führen. Für solche Belastungen durch elektromagnetische Felder hat sich der Begriff Elektrosmog eingebürgert.

Was ist Elektrosmog?

Genau genommen handelt es sich bei Elektrosmog um mehrere physikalische Erscheinungen, die man wegen ihrer unterschiedlichen gesundheitlichen Wirkungen und der möglichen Schutz- und Sanierungsmaßnahmen voneinander unterscheidet. Dabei handelt es sich um:

- niederfrequente elektrische Wechselfelder, zum Beispiel unter Hochspannungsleitungen/Frequenzen bis 30 Kilohertz (kHz),
- niederfrequente magnetische Wechselfelder, zum Beispiel an Trafostationen/Frequenzen bis 30 Kilohertz (kHz),
- hochfrequente elektromagnetische Felder, zum Beispiel Funkanlagen / Frequenzen 30 kHz bis 300 Gigahertz (GHz).

Die hochfrequenten elektromagnetischen Felder haben – je nach Frequenz – unterschiedliche Bezeichnungen, zum Beispiel Langwellen, Mikrowellen. Elektromagnetische Strahlung mit Frequenzen über 300 GHz (Infrarotstrahlung, Licht usw.) wird nicht mehr zum Elektrosmog gerechnet.

Felder, Wellen, Strahlung

Man spricht:

- *Im Niederfrequenzbereich von Feldern (Magnetfelder, elektrische Felder),*
- *im Hochfrequenzbereich bis 300 Megahertz (MHz) von Wellen (Funkwellen, Radiowellen),*
- *bei Frequenzen über 300 MHz von Strahlung (Mikrowellenstrahlung).*

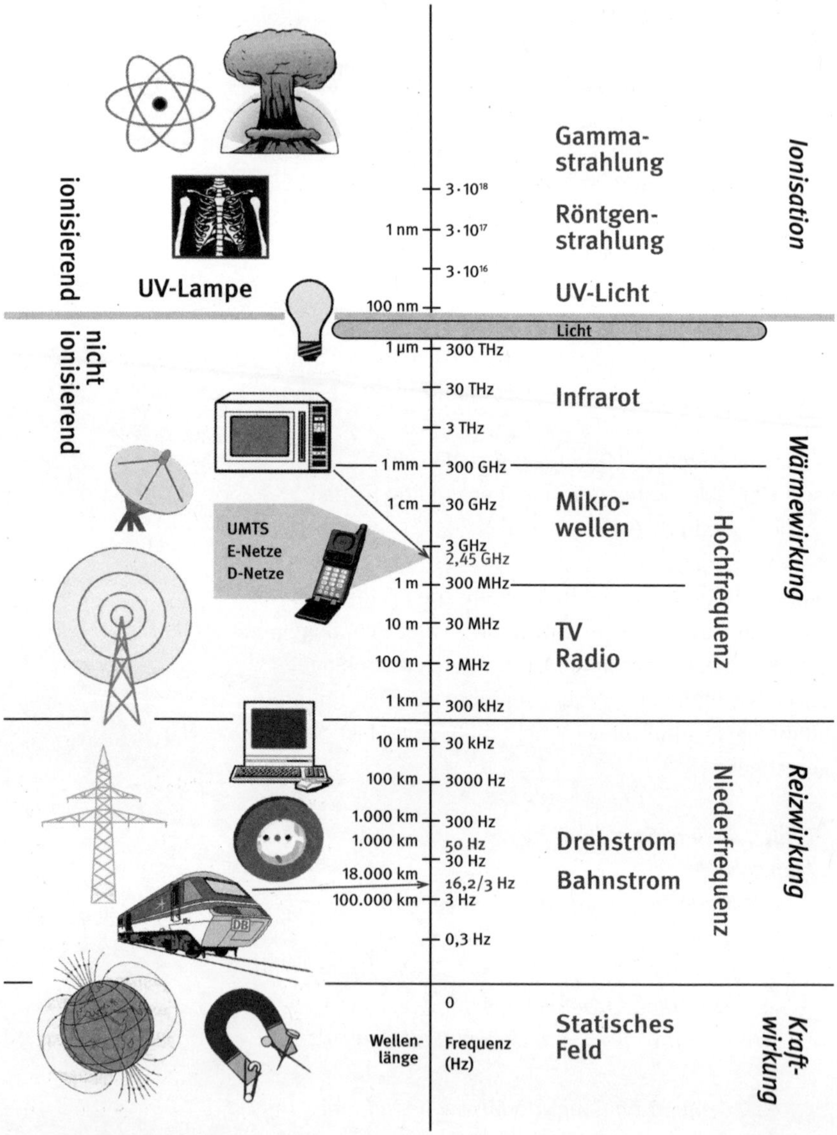

Spektrum der elektromagnetischen Felder und Wellen

Niederfrequente elektrische Wechselfelder (bis 30 kHz)

Woher kommt Elektrosmog?

Elektrische Felder entstehen in der Umgebung elektrisch geladener Körper. Dabei ist die Feldstärke um so größer, je höher die elektrische Spannung ist. So sind zum Beispiel ans Stromnetz angeschlossene Kabel stets von einem elektrischen Feld umgeben, sofern sie nicht abgeschirmt sind. Das gilt selbst dann, wenn kein Verbraucher eingeschaltet ist. Da unser öffentliches Stromnetz eine Wechselspannung von 50 Hz besitzt, ist das Kabel von einem elektrischen Wechselfeld umgeben, dessen Polarität (Plus/Minus) 100-mal in der Sekunde wechselt. Durch so genannte Influenz erzeugen elektrische Wechselfelder in elektrisch leitfähigen Gegenständen elektrische Ströme (auch im menschlichen Körper).

Elektrische Felder lassen sich sehr leicht abschirmen, weil sie durch nahezu jedes Material in ihrer Ausbreitung beeinflusst werden. Da sie von den meisten angeschlossenen Elektrogeräten sowie der Elektroinstallation selbst ausgehen können, werden im Inneren von Gebäuden unter Umständen trotzdem große Intensitäten erreicht.

Niederfrequente magnetische Wechselfelder (bis 30 kHz)

Sobald ein Elektrogerät mit Strom versorgt wird, ist das Kabel zusätzlich zum elektrischen Wechselfeld von einem Magnetfeld umgeben. Dieses magnetische Feld ist um so stärker, je größer die fließende Stromstärke ist. Dabei wechselt das magnetische Feld ebenfalls mit einer Frequenz von 50 Hz seine Polarität (Nordpol/Südpol). Durch Induktion erzeugen auch magnetische Wechselfelder in elektrisch leitfähigen Gegenständen einen elektrischen Stromfluss. Im Gegensatz zu elektrischen Feldern können Magnetfelder nur mit sehr großem Aufwand abgeschirmt werden, da sie fast alle Materialien nahezu ungeschwächt durchdringen.

Hochfrequente elektromagnetische Felder (30 kHz bis 300 GHz)

Wird die Frequenz eines elektrischen oder magnetischen Wechselfeldes erhöht, so tritt in zunehmendem Maße gemeinsam mit dem erzeugten Feld immer auch die jeweils andere Feldart auf. Man spricht daher ab 30 kHz nicht mehr von elektrischen oder magnetischen Wechselfeldern, sondern nur noch von elektromagnetischen Feldern oder Wellen. Da sich elektromagnetische Wellen im Raum ausbreiten, spricht man auch von elektromagnetischer Strahlung. Je nach Intensität und Frequenz wird von der Strahlung getroffenes biologisches Gewebe mehr oder weniger stark erwärmt. Im Mikrowellenherd wird dieser Effekt zum Erwärmen von Speisen genutzt.

Die technischen Anwendungen elektromagnetischer Felder sind vielfältig. Sie werden zum Beispiel zur Übertragung von Radio- und Fernsehsendungen genauso wie bei der drahtlosen Informationsübermittlung oder in Radargeräten verwendet.

Je nach Frequenz und Art des Materials können sie Materie sehr leicht oder nur schwer durchdringen. Zur Abschirmung gegen elektromagnetische Wellen eignen sich daher sehr viele Materialien.

Feldart	Feldquellen im Haus	Feldquellen außer Haus	Abschirmbarkeit
Elektrisches Feld	Elektroinstallation, ans Netz angeschlossene Kabel und Geräte ohne geerdetes Metallgehäuse	Hochspannungsleitungen, elektrifizierte Bahntrassen	sehr gut abschirmbar
Magnetisches Feld	Radiowecker, Trafos, Geräte mit Elektromotoren (z.B. Staubsauger, Bohrmaschine)	Hochspannungsleitungen, Trafostationen, Dachständerleitungen	nur mit sehr großem Aufwand und nur teilweise abschirmbar
Elektromagnetische Wellen	Schnurlostelefone und deren Basisstationen, Handys, drahtlose Datenübertragung (WLAN, Bluetooth), Mikrowellenherde	Mobilfunkstationen, Radio- und Fernsehsender, Radaranlagen	je nach Frequenz und Material gut oder weniger gut abschirmbar

Feldquellen, Feldarten und Abschirmbarkeit

Gesundheitliche Risiken durch elektromagnetische Felder und Wellen

Was bewirkt Elektrosmog?

Bislang wurden lediglich Wirkungen bei hohen Feldintensitäten weit oberhalb der gesetzlichen Grenzwerte (etwa ab dem 100fachen) wissenschaftlich nachgewiesen. In öffentlich zugänglichen Bereichen werden solche Feldstärken praktisch nicht erreicht. Hinsichtlich der gesundheitlichen Wirkungen wird nach niederfrequenten und hochfrequenten Feldern unterschieden.

Niederfrequente Felder erzeugen im menschlichen Körper elektrische Wechselströme. Sie führen bei sehr hohen Feldstärken zu Reizungen der Muskeln und Nerven. Bei extrem großen Feldstärken können sie – wegen ihrer Wirkung auf den Herzmuskel – sogar tödlich sein.

Hochfrequente Felder (zum Beispiel Mikrowellen, Strahlung in unmittelbarer Nähe von Radio- und Fernsehsendern) führen dagegen zur Erwärmung von lebendem Gewebe. Sie können es bei hoher Intensität schädigen.

Effekte trotz Grenzwerten

Bei Einhaltung der Grenzwerte sind akute Gesundheitsgefahren im Normalfall ausgeschlossen. Eine Ausnahme betrifft die Träger von elektronischen medizinischen Implantaten, wie zum Beispiel Herzschrittmachern oder Insulinpumpen. Solche Geräte können durch nieder- und hochfrequente elektromagnetische Felder schon im Rahmen der Grenzwerte gestört werden.

In den letzten Jahren werden aber auch mögliche biologische Effekte durch elektromagnetische Felder unterhalb der Grenzwerte diskutiert. Sie wurden bisher nicht zweifelsfrei bewiesen, sodass auch ihre gesundheitliche Bedeutung noch nicht eingeschätzt werden kann. Bei den niederfrequenten Feldern betrifft dies vor allem mögliche Wirkungen auf das Herz-Kreislaufsystem, das Hormonsystem sowie einige zelluläre Prozesse, zum Beispiel den Ionenaustausch durch die Zellmembran. Bei den elektromagnetischen Wellen scheint hinsichtlich ihrer biologischen Wirkung neben ihrer Intensität auch die Modulation eine Rolle zu spielen. Pulsmodulierte Strahlung, wie in Mobilfunknetzen und bei Schnurlostelefonen nach DECT-Standard, zeigt Wirkungen auf das zentrale Nervensystem (Hirnstromaktivität) und die Gehirnleistungen, die bei ungepulster Strahlung nicht beobachtet werden.

Hinweise für einen Zusammenhang zwischen erhöhter Exposition durch elektromagnetische Felder unterhalb der Grenzwerte und Krebserkrankungen gibt es bisher nur für niederfrequente Magnetfelder in Bezug auf Leukämie bei Kindern. Verdachtsmomente auf einen Zusammenhang zwischen Handynutzung und Gehirntumoren oder anderen Krebsarten konnten bislang nicht bestätigt werden. Wahrscheinlicher ist ein negativer Einfluss längerer Handytelefonate auf die Durchlässigkeit der Blut-Hirn-Schranke. Sie könnten den Übergang potenziell hirnschädigender Stoffe vom Blut in das Gehirn ermöglichen. Bislang fanden etwa ein Dutzend Forschergruppen Wirkungen von Handytelefonaten auf die Gehirnstromaktivität. Es ist jedoch unklar ob, und wenn ja, welche Bedeutung dieser Effekt für die Gesundheit hat.

Elektromagnetische Felder und Wellen werden darüber hinaus für eine ganze Reihe von Stresssymptomen und Befindlichkeitsstörungen, wie Kopfschmerzen, Nervosität, Tinnitus, Stimmungsbeeinträchtigungen und Kreislaufprobleme verantwortlich gemacht. Wissenschaftliche Nachweise dafür fehlen bisher jedoch. Einige wissenschaftliche Befunde deuten dagegen auf eine ungünstige Wirkung von Mikrowellenstrahlung auf die Schlafqualität hin. Es wird vermutet, dass Zahnmetalle oder eine Vorbelastung durch Holzschutzmittel die Empfindlichkeit gegenüber elektromagnetischen Einflüssen verstärken können.

Grenz- und Richtwerte

In Deutschland begrenzt die 26. Bundesimmissionsschutzverordnung (26. BImSchV) die Belastung der Bevölkerung durch elektromagnetische Felder sowohl im Nieder- als auch im Hochfrequenzbereich. Für den Niederfrequenzbereich wurden die Grenzwerte so gewählt, dass Gefährdungen durch Wirkungen auf Nerven, Muskeln und Herzfunktion sicher auszuschließen sind (ausgenommen Träger elektronischer Implantate). Im Hochfrequenzbereich soll lediglich eine erhöhte Erwärmung von Körpergewebe vermieden werden. Mit weiteren gesundheitlich bedeutsamen Effekten wird bislang nicht gerechnet.

Bei den Grenzwerten unterscheidet man zwischen den Basisgrenzwerten und den abgeleiteten Grenzwerten. Da die Basisgrenzwerte nur mit großem Aufwand im Labor gemessen werden können, enthält die 26. BImSchV stattdessen leicht überprüfbare Grenzwerte, die aus den Basisgrenzwerten abgeleitet wurden.

Im Niederfrequenzbereich ist der Basisgrenzwert als die maximal zulässige durch elektrische und magnetischen Felder induzierte Körperstromdichte definiert. Er beträgt zwei mA/m² (Milliampère pro Quadratmeter). Die daraus abgeleiteten Grenzwerte werden bei elektrischen Feldern als elektrische Feldstärke in V/m (Volt pro Meter) und bei Magnetfeldern als magnetische Induktion in µT (Mikrotesla) angegeben. Sie gelten im Niederfrequenzbereich aber nur für Anlagen mit einer Betriebsspannung ab 1.000 Volt und nur für die beiden Frequenzen 16,7 Hz und 50 Hz. Das betrifft die beiden Hauptverursacher für niederfrequente Felder Deutsche Bahn AG und öffentliches Stromnetz. Für andere Frequenzen und für Anlagen mit niedrigerer Betriebsspannung ist die 26. BImSchV im Niederfrequenzbereich nicht gültig. Das bedeutet, dass insbesondere Leitungen mit niedrigen Spannungen aber hohen Stromstärken und damit hohen magnetischen Feldstärken gesetzlich nicht geregelt sind!

Frequenz in Hertz [Hz]	**elektrische Feldstärke in Volt pro Meter [V/m]**	**magnetische Induktion in Mikrotesla [µT]**
50 Hz-Felder 16,7 Hz-Felder	5.000 10.000	100 300
Umrechnung: 1 µT = 1000 nT (Nanotesla)		

Grenzwerte der 26. BImSchV für Niederfrequenzanlagen

Was ist der SAR-Wert?

Im Hochfrequenzbereich wird der Basisgrenzwert durch die pro Kilogramm Körpergewebe aufgenommene Strahlungsleistung (Spezifische Absorptionsrate = SAR-Wert) ausgedrückt. Dabei wird noch zwischen einer Ganzkörperbestrahlung (zum Beispiel durch eine benachbarte Mobilfunkstation) und einer Teilkörperbestrahlung (zum Beispiel durch ein Handy am Ohr) unterschieden. Der zulässige SAR-Wert für die Ganzkörperbestrahlung beträgt 0,08 W/kg (Watt pro Kilogramm) und für die Teilkörperbestrahlung 2 W/kg. Diese Regelung erscheint fragwürdig, zumal für den Kopf, der immerhin das Gehirn mit seinen nicht-regenerierbaren Nervenzellen beherbergt, ein 25-mal größerer SAR-Wert zulässig ist als für den Gesamtkörper.

Die Grenzwerte der 26. BImSchV für den Hochfrequenzbereich gelten nur für den Frequenzbereich ab 10 MHz und auch nur für ortsfeste Sendefunkanlagen mit einer äquivalenten isotropen Strahlungsleistung von mehr als 10 Watt. Leider sind die Regelungen der 26. BImSchV im Hochfrequenzbereich recht kompliziert, da die Intensität der Strahlung sowohl als elektrische und magnetische Feldstärke als auch als Leistungsflussdichte gemessen werden kann. Die Grenzwerte sind im Frequenzbereich zwischen 400 MHz und 2.000 MHz frequenzabhängig und werden als elektrische Feldstärke (in V/m) und als magnetische Feldstärke (in A/m) angegeben. Im Fernfeld eines Senders (Abstand zum Sender größer als drei bis vier Wellenlängen, bei Mobilfunkantennen etwa ein Meter) kann als Produkt aus elektrischer und magnetischer Feldstärke auch die Leistungsflussdichte gemessen werden. Im Nahfeld eines Senders (Abstand geringer als drei bis vier Wellenlängen) führt die Messung der abgeleiteten Grenzwerte aber zu falschen Ergebnissen. Daher muss die Belastung durch ein ans Ohr gehaltenes Handy stets als SAR-Wert angegeben werden.

Frequenz *f* in Megahertz [MHz]	**elektrische Feldstärke in Volt pro Meter [V/m]**	**magnetische Feldstärke in Ampère pro Meter [A/m]**	**Leistungsflussdichte in Milliwatt pro Quadratmeter [mW/m²]**
10–400	27,5	0,073	2.000
400–2.000	$1{,}375 \cdot \sqrt{f}$	$0{,}0037 \cdot \sqrt{f}$	$5 \cdot f$
2.000–300.000	61	0,16	10.000
Umrechnung: 1 mW/m² = 100 nW/m²			

Grenzwerte der 26. BImSchV für Hochfrequenzanlagen

Anforderungen an Messungen und Messinstitute

Selbst messen?

Im Fachhandel wird eine ganze Palette kostengünstiger Geräte zur Messung von Elektrosmog angeboten. Die Versuchung, sich ein solches Messgerät anzuschaffen um damit selbst zu messen, ist groß. Jedoch selbst Personen mit naturwissenschaftlich-technischer Ausbildung fehlt meist das Wissen und die nötige Erfahrung zur Durchführung der Messungen, mehr noch zur Interpretation der Messergebnisse und erst recht zur Bestimmung geeigneter Sanierungsmaßnahmen. Bestenfalls bei niederfrequenten Magnetfeldern können mit preiswerten und einfach zu bedienenden Geräten brauchbare Messergebnisse erzielt werden. Messungen im Hochfrequenzbereich (zum Beispiel an Mobilfunkstationen) erfordern dagegen den Einsatz einer speziellen teuren Messausrüstung. Zu ihrer Bedienung und zur Auswertung der Messergebnisse sind besondere Sachkenntnisse erforderlich. Wir raten daher von eigenen Messungen ab.

Finden von Messinstituten

Die Auswahl eines geeigneten Messinstitutes richtet sich nach der gestellten Messaufgabe und dem Zweck der Messung: Müssen zum Beispiel die Messergebnisse vor Gericht verwertbar sein, wird eine Entscheidungshilfe beim Kauf einer Immobilie in der Nähe einer Hochspannungsleitung benötigt oder soll festgestellt werden, ob Abschirmmaßnahmen gegen die Strahlung einer benachbarten Mobilfunkstation zu empfehlen sind? Schließlich gibt es noch Hausmessungen, bei denen meist nur die elektromagnetische Niederfrequenzbelastung im Wohn- und Schlafbereich ermittelt werden soll.

Messinstitute mit öffentlich bestellten Sachverständigen oder die technischen Überwachungsvereine sind hinsichtlich ihrer messtechnischen Qualitäten nicht zu beanstanden. Ihre Konsultation ist besonders dann sinnvoll, wenn es um Fragen der Einhaltung von Grenzwerten geht und/oder wenn die gerichtliche Verwertbarkeit der Messergebnisse von entscheidender Bedeutung ist.

In den meisten Fällen werden Elektrosmogmessungen jedoch in Auftrag gegeben, um wohnhygienische Fragen zu klären und eventuelle gesundheitliche Risiken auch diesseits der Grenzwerte auszuschließen. Dazu sollte ein Messbüro beauftragt werden, das Ihre persönliche Philosophie in dieser Frage teilt. Trotzdem sind, bei der Vielzahl von Anbietern elektromagnetischer Feldmessungen, einige Informationen über die Messverfahren und die Anforderungen an die Messausrüstung hilfreich. Die Messtechniker sollten ein naturwissenschaftlich-technisches Studium absolviert haben. Je nach Ihren Vorstellungen könnte eine zusätzliche Ausbildung zum Baubiologen von Vorteil sein.

Anforderungen an Messungen im Niederfrequenzbereich

Niederfrequente Felder werden nicht nur durch ihre Intensität, sondern auch durch ihre Richtung im Raum bestimmt. Während einfache Messgeräte die Felder nur eindimensional registrieren, können normgerechte Messungen elektrischer und magnetischer Felder nach DIN/VDE 0848 nur mit dreidimensional messenden Geräten durchgeführt werden.

Solche Messungen müssen überdies potenzialfrei erfolgen. Demgegenüber müssen Messungen an Computerbildschirmen nach der TCO-Norm mit einer (speziellen) eindimensionalen auf das Erdpotenzial bezogenen Sonde durchgeführt werden.

Welche Messung für welchen Zweck?

Will man sich lediglich einen Überblick über die niederfrequente Belastung verschaffen, wie zum Beispiel mit Hausmessungen, dann genügt zur Dokumentation ein handschriftliches Protokoll mit den Messwerten, dazu eine kurze Beurteilung der Messergebnisse und gegebenenfalls Sanierungsempfehlungen. Bei Messungen im Hochfrequenzbereich und bei höheren Anforderungen im Niederfrequenzbereich (zum Beispiel Messungen vor dem Kauf einer Immobilie neben einer Trafostation) ist dagegen stets ein schriftlicher Messbericht erforderlich. Er enthält außer den dokumentierten Messergebnissen auch Vergleiche mit Richt- und Grenzwerten sowie gegebenenfalls Sanierungsvorschläge.

Hausmessungen

Die geringsten Anforderungen an die Messausrüstung stellt eine Hausmessung. Hier reichen eindimensionale Messgeräte zur Bestimmung der elektrischen und magnetischen Felder aus. Da Magnetfelder zeitlich stark schwanken können, ist eine Aufzeichnung mit Minimalwert, Maximalwert und Durchschnittswert der magnetischen Induktion während des Messzeitraumes sinnvoll. Befindet sich eine elektrifizierte Bahntrasse in der Nähe, so ist zusätzlich eine Frequenzfilterung nötig, um die Anteile der Magnetfelder der Bahn von denen des Netzstroms unterscheiden zu können. Zur Messung der elektrischen Felder genügt das auf Erdpotenzial bezogene Verfahren. Bei Hausmessungen sollten vor allem sensible Bereiche untersucht werden, wie Schlaf- und Kinderzimmer.

Messungen der Felder von Stromversorgungsanlagen

Hochspannungsleitungen, elektrifizierte Bahntrassen, Trafohäuschen (= Mittelspannungsstationen), Dachständerleitungen und Erdkabel sind Anlagen, die im Wohnbereich zu erhöhten elektromagnetischen Belastungen führen können. Dabei erzeugen lediglich Hochspannungsleitungen und Bahntrassen sowohl elektrische als auch magnetische Felder. Bei den übrigen Feldquellen spielen nur Magnetfelder eine Rolle.

Die elektrischen Felder äußerer Quellen dringen praktisch nicht in Gebäude ein. Sie werden daher meist nur dann gemessen, wenn es um sensible oder Daueraufenthaltsbereiche im Freien geht (zum Beispiel Spielplätze).

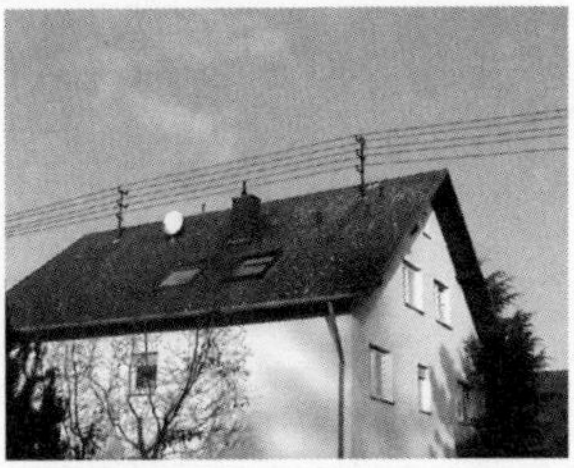

Dachständerleitung

Da Magnetfelder von der Stromstärke abhängen, wechselt ihre Intensität mit den Schwankungen im Stromverbrauch. Während die Feldschwankungen an Hochspannungsleitungen meist gering sind, können an den übrigen Feldquellen innerhalb weniger Minuten bereits sehr große Intensitätsunterschiede auftreten. Bei solchen stark schwankenden Magnetfeldquellen müssen daher Geräte eingesetzt werden, die über einen angemessenen Zeitraum aufzeichnen können (je nach Intensitätsschwankung des Feldes von wenigen Minuten bis zu 24 Stunden). Mindestens erforderlich ist die Aufzeichnung der minimalen und maximalen Feldstärken sowie des Mittelwertes über den Messzeitraum. Wenn es auf die Dokumentation der Messung ankommt (zum Beispiel für ein Gutachten oder als Beweismittel in einem Prozess) oder eine 24-Stunden-Messung gemacht wird, muss zusätzlich der zeitliche Feldverlauf (zum Beispiel mit einem Messwert pro Sekunde) aufgezeichnet werden.

Messungen an Mobilfunkstationen

Für Messungen an Mobilfunkstationen stehen Breitbandmessgeräte und Spektrumanalysatoren zur Verfügung.

Breitbandmessgeräte erfassen einen sehr großen Frequenzbereich. Sie liefern jedoch keine Informationen über die Sendefrequenzen der Feldquellen und können die Anteile der einzelnen Feldquellen an der gemessenen Gesamtbelastung nicht angeben. Die Strahlung von gepulsten Quellen (Mobilfunkstationen, Schnurlostelefone nach DECT-Standard, Radar) wird – in Abhängigkeit vom jeweiligen Puls/Pausenverhältnis – unterbewertet.

Für Immissionsmessungen im Hochfrequenzbereich wesentlich besser geeignet sind Spektrumanalysatoren mit einer geeigneten Messantenne. So ist eine seriöse Messung im Bereich des Mobilfunks nur mit einem Spektrumanalysator und geeichter Messantenne möglich. Leider sind Messungen mit Spektrumanalysatoren recht aufwendig. Das macht sie ziemlich teuer (ca. 200 bis 400 €).

Sanierungsmaßnahmen

Grundsätzlich gilt: Bevor Sanierungen durchgeführt werden, sollten von qualifizierten Fachleuten Messungen durchgeführt und auf Basis der Ergebnisse die sinnvollsten Maßnahmen entwickelt werden. Ohne vorherige Überprüfung können Sanierungsmaßnahmen wirkungslos bleiben oder die Feldbelastung schlimmstenfalls sogar erhöhen. Insbesondere großflächige geerdete Abschirmungen dürfen niemals ohne fachkundige Begleitung installiert werden!

Maßnahmen gegen niederfrequente elektrische Felder

Was tun gegen E-Smog im Haus?

Innerhalb eines Gebäudes auftretende elektrische Felder haben ihre Ursache stets im Gebäude, da diese Feldart Gebäudehüllen kaum durchdringen kann. Mit entsprechend großem Aufwand ist es möglich, Belastungen durch elektrische Felder im Haus bis an die untere Messgrenze eines empfindlichen Geräts (weniger als ein Volt pro Meter) abzusenken. Dabei muss man unterscheiden zwischen einerseits Abschirmungen und andererseits Maßnahmen, die das Entstehen der Felder verhindern.

Letzteren ist grundsätzlich der Vorzug zu geben, da Abschirmmaßnahmen gegen elektrische Felder wegen der erforderlichen Erdung problematisch sein können. Wenn man nicht gerade zu dem Personenkreis der Elektrosensiblen gehört, sind elektrische Feldstärken von unter 10 bis 20 V/m im Wohn- und Schlafbereich vermutlich unkritisch.

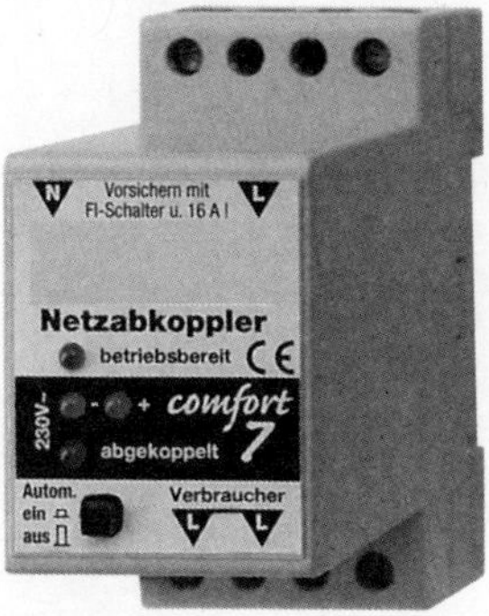

Netzabkoppler

Die einfachste Sanierungsmaßnahme gegen elektrische Felder in der Wohnung ist der Einbau eines Netzabkopplers, auch Netz- oder Feldfreischalter genannt. Netzabkoppler werden im Sicherungskasten der Wohnung hinter den Sicherungen derjenigen Zimmer installiert, in denen eine Absenkung der elektrischen Feldstärke gewünscht wird. Sie unterbrechen den Stromkreis, wenn keine Elektrizität gebraucht wird. Bei Bedarf schließen sie ihn automatisch und fast verzögerungsfrei wieder. Vor allem nachts ergibt sich so eine wesentliche Absenkung der elektrischen Feldstärke. Voraussetzung für die Funktion ist, dass im freigeschalteten Stromkreis kein Dauerverbraucher (zum Beispiel Kühlgerät oder netzbetriebener Radiowecker) angeschlossen ist. Durch seinen permanenten Stromverbrauch würde er die Einrichtung wirkungslos machen.

Eine Elektroinstallation mit abgeschirmten Kabeln verhindert das Abstrahlen elektrischer Felder aus den Wänden auch ohne Netzabkoppler. Sie ist jedoch als Sanierungsmaßnahme sehr aufwendig und empfiehlt sich daher eher bei Neubauten. In Mehrfamilienhäusern oder Reihenhäusern können die Felder auch aus den Wänden zu Nachbarwohnungen stammen. Grundsätzlich kann man Räume gegen solche „strahlenden" Wände mit spezieller Abschirmfarbe oder besonderen Tapeten abschirmen. Damit die Schirmung wirksam wird, müssen die Farben bzw. Tapeten geerdet werden. Die Erdung einer ganzen Wandfläche kann es allerdings zur Verstärkung anderer elektrischer Felder im Raum führen. Daher dürfen diese Abschirmmaßnahmen grundsätzlich nicht ohne vorherige sorgfältige Messung ausgeführt werden.

Neben der Elektroinstallation sind ans Netz angeschlossene Elektrogeräte und Netzkabel die wesentlichen Quellen für elektrische Felder im Haus. Da die Reichweite der Felder von Haushaltsgeräten jedoch gering ist, genügen meist Sicherheitsabstände von einem Meter. Eine einfache feldsenkende – und nebenbei Strom sparende Maßnahme – ist der Anschluss mehrerer Geräte (zum Beispiel einer Stereoanlage) über eine schaltbare Steckerleiste. Bei Nichtgebrauch wird die Steckerleiste ausgeschaltet. Damit sind alle angeschlossenen Geräte einschließlich ihrer Netzkabel spannungs- und somit auch feldfrei.

Maßnahmen gegen niederfrequente elektrische Felder

- *Netzabkoppler einbauen*
- *Elektroinstallation abschirmen*
- *„strahlende" Wände abschirmen*

Maßnahmen gegen niederfrequente magnetische Felder

Was tun gegen niederfrequente Magnetfelder von außen?

Magnetische Feldquellen im Haus sind meist unproblematisch. Eine fachgerecht ausgeführte Elektroinstallation erzeugt nur sehr schwache Magnetfelder, deren Intensität vom momentanen Stromverbrauch abhängt.

Gegen von außen in ein Gebäude eindringende Magnetfelder stehen aber keine einfachen Sanierungsmaßnahmen zur Verfügung. Technisch besteht zwar die Möglichkeit, Magnetfelder abzuschirmen, die Kosten dafür sind jedoch extrem hoch. Da das Schirmmaterial (speziell legierte Metallfolien) außerdem das natürliche Erdmagnetfeld erheblich verzerrt und schwächt, sind Abschirmungen von Wohnraum gegen Magnetfelder auch aus der Sicht von Baubiologen problematisch. Wenn überhaupt, dann empfehlen sie nur die Feldquellen selbst (zum Beispiel eine Trafostation) abzuschirmen.

Maßnahmen gegen niederfrequente Magnetfelder

- *Feldquellen abschalten*
- *Abstand zur Feldquelle vergrößern*
- *Kompensieren durch Aufbau eines computergesteuerten Gegenfeldes (sehr aufwendig!)*
- *Abschirmen (wegen der Beeinträchtigung des natürlichen Magnetfeldes für Wohnräume nicht zu empfehlen!)*

Umbauten an Anlagen der öffentlichen Stromversorgung können deren magnetische Feldemissionen senken. Das können sein:

Anlage		**Maßnahme**
Hochspannungsleitungen	→	Asymmetrische Phasenanordnung
Trafostationen	→	Verkleinern oder Verlegen der Niederspannungsleitungen
Dachständerleitungen	→	Installation einer Bündelleitung
Erdkabel Stromversorgung	→	Öffnen von Ringleitungen

Da es in keinem Fall um die Überschreitung von Grenzwerten geht, sind die Stromversorger zu solchen feldsenkenden Maßnahmen nicht verpflichtet. Sie sind allerdings häufig bereit, gegen Übernahme der Kosten die entsprechenden Veränderungen vorzunehmen, sofern sich dadurch keine betrieblichen Nachteile ergeben. Im Zuge einer ohnehin fälligen Modernisierung werden die Arbeiten manchmal sogar kostenlos durchgeführt, wenn man beispielsweise Störungen von Fernseh- oder Computerbildschirmen, eine akustische Belästigung durch das Brummen der Anlage oder auch ästhetische Gründe glaubhaft machen kann.

Maßnahmen gegen Immissionen durch Mobilfunkstationen und andere Sendeanlagen

Was tun gegen E-Smog von Sendeanlagen?

Zur Abschirmung von Hochfrequenzstrahlung wird eine große Auswahl an Materialien angeboten. Man darf allerdings keine Wunder erwarten, denn die mit vertretbaren Mitteln, das heißt, durch Abschirmung einzelner Wände in Richtung der stärksten Strahlenquelle, erreichbare Schirmwirkung ist begrenzt. Je nach Frequenz und örtlichen Gegebenheiten kann man Schirmfaktoren zwischen 10 und 50 erreichen. Das bedeutet, dass die Leistungsflussdichte der Strahlung durch die Abschirmmaßnahmen auf ein Zehntel bis ein Fünfzigstel des ursprünglichen Wertes gesenkt wird. Die Schirmwirkung einzelner Bau- und Abschirmmaterialien wird häufig auch als Transmissionsdämpfung in Prozent angegeben. So entspricht eine Transmissionsdämpfung von 98 % dem Schirmfaktor 50 (zwei Prozent = ein Fünfzigstel wird durchgelassen).

Im Gegensatz zu Außenwänden lassen Fenster mit normalem Glas die Strahlung ungehindert passieren. Sanierungsmaßnahmen gegen Mobilfunkimmissionen und andere Sendeanlagen müssen daher stets die Fenster mit einbeziehen. Eine großflächige Verglasung aus metallbedampftem Wärmedämmglas und mit Aluminiumblech abgedeckten Rahmen in Richtung einer Strahlenquelle kann ohne weitere Maßnahmen in der Praxis

Schirmfaktoren von mehr als 50 erreichen. Falls die Fenster nicht ausgetauscht werden können, ist durch Aufkleben spezieller Fensterfolien oder durch Abschirmvorhänge eine auch noch gute Schirmwirkung erreichbar.

Zur Steigerung der Schirmwirkung von Wänden können Abschirmtapeten oder -vliese, spezielle Armierungsgewebe, Verlegeplatten und Gipskartonplatten oder Abschirmputze eingesetzt werden. Da diese Materialien aus Sicherheitsgründen geerdet werden müssen, wodurch sich neue Probleme ergeben können, sind andere Möglichkeiten vorzuziehen. Eine gleichzeitige Wirkung gegen niederfrequente elektrische Felder und Hochfrequenzstrahlung kann allerdings nur durch geerdete Abschirmungen erreicht werden.

Eine ausgezeichnete Schirmwirkung hat Mauerwerk aus einem speziellen Kalksandstein. Diese Maßnahme ist zwar hauptsächlich für Neubauten interessant, jedoch können bei aufwendigeren Sanierungen nichttragende Wände von Schlaf- und Kinderzimmern durch entsprechendes Mauerwerk ersetzt werden.

Die Abschirmung von Dachwohnungen kann außer mit den vorgenannten Materialien auch mit schirmenden Dampfsperren oder schirmenden Bitumendachbahnen verbessert werden.

Vorbeugende Maßnahmen zur Verminderung elektromagnetischer Belastungen

Wie kann das eigene Verhalten E-Smog reduzieren?

Solange die Gesundheitsrisiken durch Elektrosmog nicht mit ausreichender Sicherheit eingeschätzt werden können, empfiehlt sich aus Vorsorgegründen eine Vermeidung bzw. Verringerung elektromagnetischer Expositionen, soweit dies mit zumutbarem Aufwand möglich ist.

Zur Verringerung der Belastung durch niederfrequente Felder können Sie:

- zu Radioweckern mit Netzanschluss im Schlafbereich 1,5 Meter Abstand halten oder besser batteriebetriebene oder mechanische Wecker benutzen,
- im Schlafzimmer auf unnötige elektrische Geräte (Fernsehgerät, Stereoanlage) verzichten oder zumindest über eine schaltbare Steckerleiste anschließen,
- Verlängerungskabel nicht unter oder hinter dem Bett verlegen,
- auf elektrische Heizdecken oder Heizkissen verzichten (falls Sie das nicht können oder wollen, verwenden Sie sie nur zum Vorwärmen des Bettes und trennen sie anschließend vom Netz – eine unbedenkliche Alternative ist die Wärmflasche),
- elektrisch verstellbare Betten mit eingebauter Freischaltung bevorzugen,
- Schreibtische aus Holz bevorzugen (Metallrahmen koppeln an elektrische Felder an),
- Energiesparlampen und Halogenlampen nur in Leuchten einsetzen, die von Daueraufenthaltsbereichen einen Mindestabstand von einem Meter haben (in Schreibtischleuchten besser gar nicht verwenden),
- Nachttisch- und Schreibtischlampen mit einem geerdeten Metallgehäuse verwenden,
- auf elektronische Drehdimmer verzichten oder nicht abdimmen,
- den Stand-by-Betrieb von Geräten vermeiden (nicht benutzte Geräte immer ausschalten),
- auf Elektroherde mit Induktionsbeheizung verzichten,
- akkubetriebene Elektrorasierer verwenden oder gleich die Nassrasur bevorzugen.

Zur Verringerung der Belastung durch elektromagnetische Wellen können Sie:

- Basisstationen schnurloser Telefone nicht in Schlafzimmern aufstellen,
- mit dem Handy nur kurze Gespräche führen oder SMS verschicken, das Gerät erst nach dem Verbindungsaufbau an das Ohr nehmen, möglichst eine Freisprecheinrichtung oder ein Headset benutzen sowie beim Kauf auf einen niedrigen SAR-Wert achten (steht meist in der Bedienungsanleitung),
- zur Datenübertragung schnurgebundene Systeme einsetzen (neben der Strahlungsfreiheit haben diese gegenüber schnurlosen Systemen auch den Vorzug wesentlich höherer Übertragungsraten).

Produktauswahl

Produkte zur Senkung elektrischer Feldbelastungen

Welche Produkte können E-Smog verringern?

Produkt	Erdung erforderlich?	Kosten
Netzabkoppler	nein	120–220 € plus Einbau
Abgeschirmte Kabel für Hausinstallation	ja	ca. 35 % Mehrkosten bei der Elektroinstallation
Abschirmfarben	ja	ca. 5 €/m²
Abschirmtapeten, Abschirmvliese	ja	ca. 15 €/m²
Abgeschirmte Geräte- und Verlängerungskabel	geerdete Steckdose	Für 3–5 Meter ca. 15–18 €

Abschirmungen gegen elektrische Felder müssen grundsätzlich geerdet sein. Die Erdung von Abschirmmaterialien sowie der Einbau von Netzabkopplern muss unter Beachtung der Vorgaben des örtlichen Stromversorgers von einer Fachkraft (Elektriker, Elektroinstallateur oder

Elektrotechniker) vorgenommen werden. Achtung: Manche Netzabkoppler haben Funktionsprobleme in Verbindung mit Leuchtstoff- und Energiesparlampen, Drehdimmern und Niedervolt-Halogenlampen oder neigen bei so genannten Sickerströmen und Minimalverbrauchern zu instabilen Schaltzuständen!

Produkte zur Senkung von magnetischen Feldbelastungen

Zur Senkung magnetischer Feldbelastungen in Wohnungen gibt es keine geeigneten Produkte. Hier hilft nur – wenn möglich – das Abschalten der Feldquellen, das sind im Wesentlichen alle Geräte mit Transformatoren, Elektromotoren und solche mit sehr hoher Leistungsaufnahme oder das Vergrößern des Abstandes zu ihnen.

Produkte zur Senkung von Immissionen durch Mobilfunkstationen und andere Sendeanlagen

Produkte gegen hochfrequente Felder

Produkt	Erdung erforderlich?	Schirmfaktoren
Verlegeplatten	ja	12,5
schirmende Gipskartonplatten	ja	15–25
Gipsabschirmputz	ja	25–100
Abschirmende Dachbahn	nein	25–100
Abschirmende Armierungsgewebe	ja	60–125
Abschirmgardinen	nein	40–250
Lehmabschirmputz	ja	300
Abschirmtapeten	ja	1.000–2.000
Wärmeschutzglas	nein	1.000–3.000
Fensterfolien	nein	2.500–4.000

Die erste Zahl gibt den Schirmfaktor für die D-Netze (ca. 900 MHz), die zweite Zahl für die E-Netze, DECT und UMTS (ca. 2.000 MHz) an.

Neben den beschriebenen Vorrichtungen, deren Wirkung gegen elektromagnetische Felder und Strahlen physikalisch nachweisbar ist, werden viele Produkte von zweifelhaftem Wert zum Schutz vor Elektrosmog angeboten. Wenn damit geworben wird, dass das Produkt Elektrosmog neutralisieren und biologisch verträglicher machen oder durch positive Resonanz harmonisieren und umwandeln soll, so ist mit physikalisch nachweisbaren Wirkungen nicht zu rechnen. Solche Produkte gibt es u. a. als aufklebbare Kunststoffchips fürs Handy und andere Elektrogeräte oder Kästchen von der Größe einer Zigarettenschachtel, die mit geheimnisvollem Inhalt, wie Drähten und Glasröhrchen oder Sand und anderen Dingen gefüllt sind. Wegen des Placebo-Effekts können sie manchmal durchaus einen therapeutischen Erfolg haben, wissenschaftlich nachvollziehbar sind die versprochenen Wirkungen jedoch nicht.

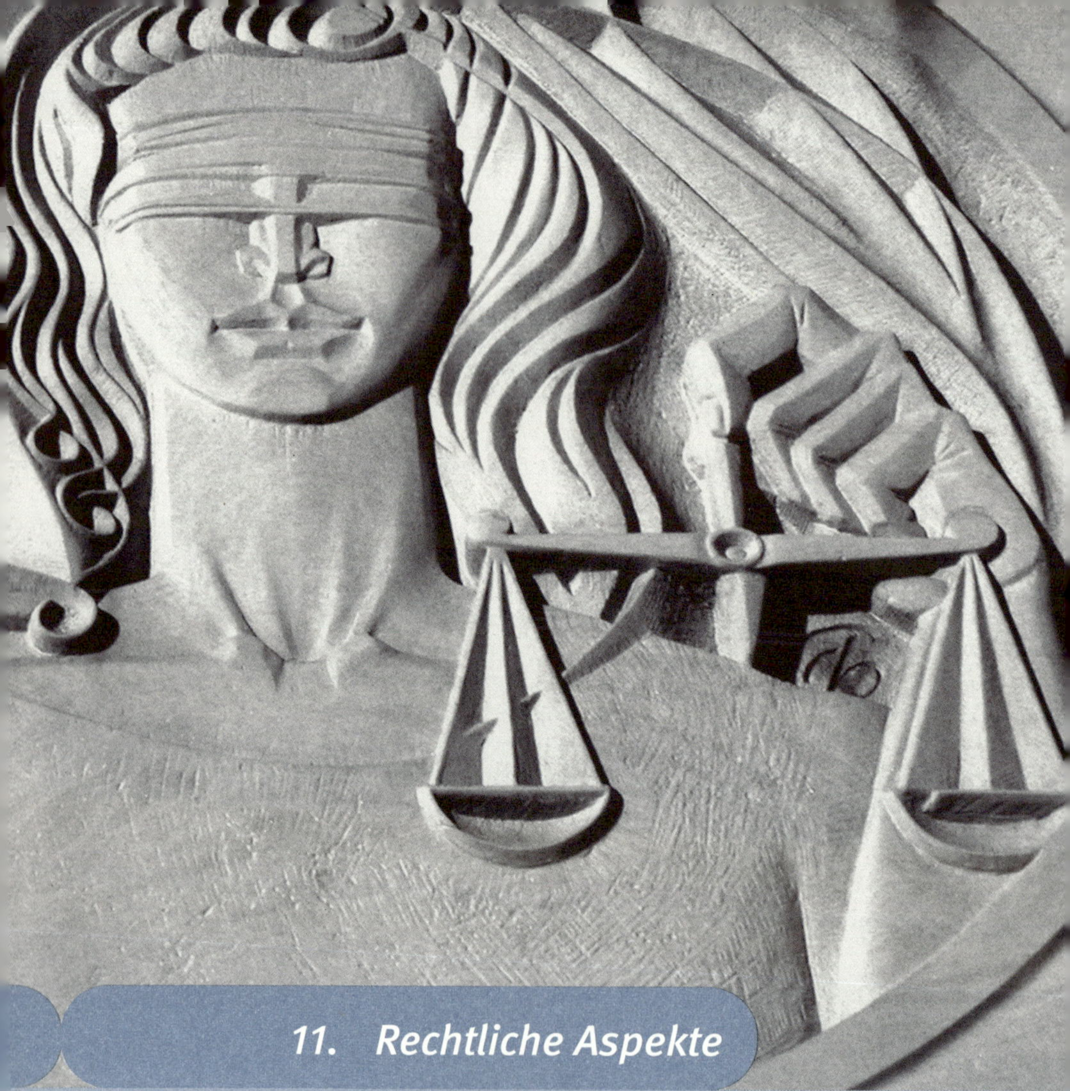

11. Rechtliche Aspekte

Sind Wohnräume mit Schadstoffen belastet, so stellt sich die Frage, gegen wen Betroffene welche Ansprüche geltend machen können. Die Antwort richtet sich zum Beispiel danach, ob eine Immobilie gebaut, gekauft, gemietet oder verändert wurde. Möglicherweise befinden sich gefährliche Substanzen auch in Möbeln oder Teppichen. In Betracht kommen Ansprüche auf Nacherfüllung, Rücktritt, Preisminderung und Ersatz eines eventuellen Schadens, die sich gegen Verkäufer, Produzenten, Handwerker oder Vermieter richten können.

Mangel

Ansprüche setzen einen Mangel voraus

Die genannten Ansprüche setzen zunächst voraus, dass die Wohnung selbst, die Arbeit eines Handwerkers oder Einrichtungsgegenstände mangelhaft sind. Ein Mangel liegt dann vor, wenn der fragliche Gegenstand nicht so beschaffen oder zu verwenden ist, wie es vertraglich vereinbart wurde oder bei fehlender Vereinbarung üblicherweise erwartet werden kann. Die tatsächliche Beschaffenheit der Sache muss also mit deren Soll-Beschaffenheit verglichen werden.

Die Entdeckung von Schadstoffen in einer Wohnung ist in der Regel der Anlass, nach der Rechtslage zu fragen. Treten Schimmelflecken oder schwarze Ablagerungen (Fogging) in Wohnräumen zum Vorschein oder werden in der Raumluft oder Einrichtungsgegenständen etwa PAK-, Formaldehyd- oder VOC-Konzentrationen gemessen, so steht die tatsächliche Beschaffenheit fest. Ob sie einen Mangel darstellt, hängt davon ab, was vertraglich vereinbart wurde bzw. was gewöhnlich erwartet werden darf.

Vertragliche Vereinbarung

Was ist vertraglich vereinbart?

Zunächst ist entscheidend, ob die tatsächliche Beschaffenheit einer Sache von der vertraglich vereinbarten abweicht. Verspricht zum Beispiel ein Gütesiegel, dass ein Möbelstück nicht mehr als 0,05 ppm (**p**arts **p**er **m**illion, Teile von einer Million Teile) Formaldehyd in der Raumluft verursacht, so sind Ausgasungen ein Mangel, wenn sie zu einer höheren Konzentration in der Raumluft führen. Sichert der Verkäufer einen „Naturteppichboden ohne chemische Ausrüstung" zu, so stellen chemische Zusätze einen Mangel des Teppichs dar. Es kann allerdings schwierig sein festzustellen, was vereinbart wurde. So enthält die Ankündigung des Unternehmers in einem Prospekt, bei Errichtung eines Fertighauses nur „umweltfreundliche Materialien, zum Beispiel Naturgips, baubiologisch unbedenkliche Farben und Imprägnierungsmittel“ zu verwenden, keine Zusicherung, dass die Raumluft formaldehydfrei sei oder ein bestimmter Grenzwert der Formaldehydkonzentration nicht überschritten werde (OLG Bamberg, Urteil vom 6. 10. 1999, Az. 3 U 66/97, NJW-RR 2000, 97).

Weitere Kriterien

Was ist für den Gebrauch geeignet?

Häufig wird es keine besondere Vereinbarung über die Beschaffenheit der Sache geben. In diesen Fällen kommt es darauf an, ob die Sache für den gewöhnlichen Gebrauch geeignet ist. Eine Wohnung zum Beispiel muss bewohnbar sein. Bauleistungen sind immer dann mangelhaft, wenn sie nicht den *anerkannten Regeln der Technik* entsprechen. Ein Indiz dafür ist die Einhaltung von DIN-Normen. Dennoch kann im Einzelfall eine Bauleistung durchaus einer DIN-Norm entsprechen, die anerkannten Regeln der Technik aber trotzdem verletzen, weil sich die Norm in der Praxis nicht restlos durchgesetzt hat (OLG Hamm, Urteil vom 17. 2. 1998, NJW-RR 1998, 668).

Grenz- und Richtwerte

Schadstoffe in Wohnräumen sind vor allem dann ein Mangel, wenn sie die Gesundheit der Bewohner gefährden. Zur Beurteilung der Gesundheitsgefahren werden Grenz- und Richtwerte herangezogen.

Überschreitung von Grenz- und Richtwerten

Überschreitet die Konzentration eines Schadstoffs den Grenzwert, so gilt die Gesundheitsgefährdung als erwiesen. Die Überschreitung eines Richtwerts kann, muss aber nicht, sich gesundheitsgefährdend auswirken. Im Einzel-

Kaum Grenzwerte für Innenraumluft

fall kommt es daher maßgeblich auf das *Gutachten eines Sachverständigen* an. Zu berücksichtigen ist die unterschiedliche Empfindlichkeit von Kindern, Erwachsenen oder älteren Menschen. Für die Innenraumluft gibt es allerdings kaum Grenzwerte. Die Raumluftkonzentration von Tetrachlorethen darf in Wohnungen in der Nachbarschaft von chemischen Reinigungen 0,1 mg/m^3 (Milligramm pro Kubikmeter Luft) nicht überschreiten (§ 15 Abs. 2 der 2. Bundesimmissionsschutzverordnung). Für die Ausgasung von Formaldehyd hat das damalige Bundesgesundheitsamt einen Richtwert von 0,1 ppm (Teile auf eine Million Teile) festgelegt.

Zwischenzeitlich dürfen Holzwerkstoffe und Möbel, die solche Materialien enthalten, nicht mehr auf den Markt kommen, wenn die durch sie verursachte Ausgleichskonzentration in der Luft eines Prüfraums 0,1 ppm überschreitet (Anhang zu § 1 Chemikalien-Verbotsverordnung Abschnitt 3). Dieser Wert wird in manchen Fällen als Richt-, in anderen als Grenzwert angesehen.

Einhaltung von Grenz- und Richtwerten

Gesundheitsgefährungen auch unterhalb von Grenzwerten möglich

Wird ein Grenz- oder Richtwert unterschritten, so schließt die Rechtsprechung eine Gesundheitsgefährdung meist aus. Zwar bedeutet die Unterschreitung eines Grenzwerts nicht zwingend, dass der Betroffene nur unwesentlich beeinträchtigt ist. Sie hat aber eine *Indizwirkung*, das heißt, es wird eine nur unwesentliche Beeinträchtigung vermutet. Wer diese Vermutung erschüttern will, der muss (durch ein Sachverständigengutachten) darlegen, dass ein wissenschaftlich begründeter Zweifel an der Richtigkeit festgelegter Grenzwerte und ein fundierter Verdacht einer Gesundheitsgefährdung auch unterhalb dieser Werte besteht (BGH, Urteile vom 13.2.2004, Az. V ZR 217/03 und V ZR 218/03 zur Strahlung von Mobilfunkanlagen).

Nur vereinzelt wurde ein Mangel auch dann angenommen, wenn ein vorhandener Grenzwert nicht erreicht wurde (AG Freiburg, Urteil vom 20.12.2000, Az. 4 C 717/00; AG München, Urteil vom 27.3.1998, Az. 432 C 7381/95 zur Strahlung von Mobilfunkanlagen).

Fehlende Grenzwerte
Existieren für einen Schadstoff keine Grenz- oder Richtwerte, so kann nur mit einem *Sachverständigengutachten* geklärt werden, ob die festgestellte Konzentration einer schädlichen Substanz die Gesundheit gefährdet.

Beweis

Wer ein Recht vor Gericht durchsetzen will, der muss alle Tatsachen, aus denen sich sein Anspruch ergibt, nicht nur behaupten, sondern auch beweisen. Zu beweisen ist zunächst das Vorhandensein des Mangels selbst.

Beweismittel

Bedeutung von Gutachten

Der Beweis ist möglich bei sichtbarem Schimmelpilzbefall und Schwarzverfärbungen von Innenräumen (Fogging-Effekt) durch den bloßen Augenschein und Zeugenaussagen. Die meisten Schadstoffbelastungen lassen sich allerdings nur durch ein Sachverständigengutachten beweisen. Allein die Klärung der Frage, ob ein Mangel vorliegt, der eventuell zu Ansprüchen führen könnte, verursacht unter Umständen erhebliche Kosten. Bei Gutachten, die Sie im Hinblick auf einen möglichen Rechtstreit von Sachverständigen oder Schadstoffmessinstituten erstellen lassen, können Sie weder sicher sein, ob sie in einem späteren Prozess verwertbar sind, noch, ob Ihnen die Kosten erstattet werden. Bei Gutachten im Rahmen eines selbstständigen Beweisverfahrens stellt sich das Problem der

Verwertbarkeit nicht, da das Gericht den Sachverständigen ausgewählt hat. Ein solches Verfahren ermöglicht die rechtzeitige Klärung von Tatsachen, falls befürchtet wird, dass ein Beweis zu einem späteren Zeitpunkt nicht mehr zu erbringen oder ein Beweismittel nicht zu verwerten ist. Dennoch fallen auch hier Kosten an, die Sie tragen müssen, wenn es nicht zu einem Hauptprozess kommt oder Sie in diesem Rechtsstreit unterliegen.

Beweislastverteilung

Wer ist beweispflichtig?

Wer was beweisen muss, ergibt sich aus der so genannten Beweislastverteilung. Lassen sich entscheidende Umstände nicht aufklären, so wirkt sich das zum Nachteil desjenigen aus, der die Beweislast trägt, das heißt, er verliert den Rechtsstreit. Wie die Beweislast verteilt ist, hängt davon ab, was Sie erreichen wollen.

Kauf von Immobilien und Einrichtungsgegenständen

Häufig verströmen neue Möbel oder Teppiche unangenehme Gerüche, die gesundheitliche Beschwerden verursachen können. In Häusern oder Wohnungen können zum Beispiel schädliche Holzschutzmittel oder Dämmstoffe verarbeitet worden sein.

Mangel der Kaufsache

Nicht die „Katze im Sack“ kaufen!

Eine gekaufte Sache gefährdet nicht erst dann die Gesundheit und ist somit mangelhaft, wenn eine durch Schadstoffemissionen hervorgerufene Schädigung nachgewiesen ist oder die Gefahr einer Schädigung zumindest feststeht. Ausreichend ist vielmehr ein so genannter *„begründeter Gefahrverdacht“*, der nachweislich auf tatsächliche Risikomomente gestützt wird (BGH, Urteil vom 7. 2. 2003, Az. V ZR 25/02, NJW-RR 2003, 772; LG Bonn, Urteil vom 30. 10. 2003, Az. 10 O 27/03, NJW-RR 2004, 74). Begründet wird dies mit dem geringeren Verkehrswert schon beim Verdacht eines schwerwiegenden Sachmangels. Der Mangel muss bereits bei der Übergabe der Sache vorhanden gewesen sein.

Gewährleistungsansprüche

Möglichkeiten bei Vorliegen eines Mangels

Steht fest, dass die Sache einen Mangel aufweist, so kann der Käufer vom Verkäufer die so genannte *Nacherfüllung* verlangen. Der Käufer hat in diesem Fall die Wahl zwischen der unentgeltlichen Beseitigung des Mangels und der Nachlieferung einer fehlerfreien, unbelasteten Sache. Ist eine Behebung des Mangels durch Nacherfüllung nicht möglich, so kann der Käufer vom Vertrag zurücktreten oder den Kaufpreis mindern.

Ein Anspruch auf *Schadenersatz* setzt voraus, dass der Mangel den Schaden verursacht hat. Geht es zum Beispiel um die Erstattung von Behandlungskosten, so müssen gerade die in den Wohnräumen vorhandenen giftigen Substanzen die Ursache für die Erkrankung sein. Da den Verkäufer in der Regel kein Verschulden an dem Mangel trifft, ist er in den meisten Fällen nicht schadenersatzpflichtig. Diese Gewährleistungsrechte dürfen in Verträgen zwischen Händlern und Verbrauchern keinesfalls ausgeschlossen werden. Möglich ist ein Gewährleistungsausschluss lediglich beim Verkauf von gebrauchten Sachen zwischen Privatpersonen.

Produzentenhaftung

Der Hersteller haftet für sein Produkt

Auch der Hersteller eines mit Schadstoffen belasteten Einrichtungsgegenstands, der eine Gesundheitsverletzung verursacht hat, haftet für den dadurch entstandenen Schaden, zum Beispiel Kosten für die ärztliche Behandlung, Arzneimittel oder Verdienstausfall, und zwar verschuldensunabhängig nach dem Produkthaftungsgesetz und nach Deliktsrecht (§§ 823 ff BGB), wenn er eine Pflicht verletzt hat und ihn ein Verschulden trifft.

Beweislastverteilung

Ein Zusammenhang zwischen Belastung und Gesundheitsschäden ist oft schwer zu beweisen

Nach der Übergabe des Kaufgegenstands müssen Sie als Käufer nicht nur das Vorhandensein eines Mangels beweisen, sondern auch, dass das Haus, die Wohnung, das Möbelstück oder der Teppich bereits bei der Übergabe mangelhaft war. Tritt der Mangel bei Einrichtungsgegenständen innerhalb der ersten sechs Monate nach Erhalt der Ware auf, so wird gesetzlich vermutet, dass er von Anfang an vorhanden war. Diese Vermutung gilt nur für den Zeitpunkt, ab dem die Sache mangelhaft war. Den Beweis für den Mangel selbst, der aufwendig, teuer und schwierig sein kann, muss nach wie vor der Käufer erbringen. Geht es um Gesundheitsschäden, so ist ein kausaler Zusammenhang zwischen Schadstoffbelastung und Erkrankung vom Käufer zu beweisen. Dieser Beweis ist allerdings häufig nicht zu führen.

Auch im Rahmen der Produzentenhaftung müssen Sie beweisen, dass von dem fraglichen Gegenstand eine Gesundheitsgefahr ausging, die die konkreten Beschwerden verursacht hat.

Verjährung

Verjährungsfristen beachten!

Die Gewährleistungsansprüche wegen mangelhafter beweglicher Sachen verjähren in zwei Jahren ab Ablieferung, wegen mangelhafter Bauwerke in fünf Jahren ab Übergabe. Ersatzansprüche nach dem Produkthaftungsgesetz verjähren in drei Jahren ab dem Zeitpunkt, in dem der Geschädigte den Schaden, den Fehler und den Ersatzpflichtigen kennt oder hätte kennen müssen. Die Ansprüche erlöschen allerdings zehn Jahre nachdem der Hersteller das Produkt, das den Schaden verursacht hat, auf den Markt gebracht hat.

Tipp: Wegen der beschriebenen Beweisschwierigkeiten sollten Sie sich bereits bei der Anschaffung von Möbeln und Teppichen nicht zuletzt auf die eigene Nase verlassen. Gerüche, die schon im Laden auftreten, werden sich vermutlich auch in den eigenen vier Wänden wiederfinden. Wer sicher gehen will, dass er schadstoffarme Möbel und Fußbodenbeläge erwirbt, sollte auf Produkte achten, die mit anerkannten Umwelt- oder Qualitätszeichen wie dem „Blauen Engel“ oder dem „Goldenen M“ gekennzeichnet sind. Beim Kauf gebrauchter Häuser oder Wohnungen von einer Privatperson ist ein Ausschluss der Gewährleistungsansprüche möglich, wenn der Verkäufer den Mangel nicht arglistig verschwiegen hat. Kosten für eine eventuell anfallende Sanierung lassen sich im Fall des Gewährleistungsausschlusses durch eine Untersuchung des Gebäudes auf gefährliche Schadstoffbelastungen schon vor dem Kauf vermeiden.

Bau oder Veränderung eines Gebäudes

Die Errichtung eines Hauses oder die Renovierung einer Wohnung ist rechtlich die Erstellung eines Werks. Ansprüche zum Beispiel gegen einen Bauunternehmer, der formaldehydhaltige Dämmstoffe verwendet hat, richten sich nach dem Werkvertragsrecht.

Mangel des Werks

Gesundheitsgefährdender Pfusch am Bau

Auch bei Werkverträgen reicht der Verdacht einer Gesundheitsgefährdung für die Annahme eines Mangels aus (BGH, Urteil vom 23. 11. 1988, Az. VIII ZR 247/87, NJW 1989, 218; OLG Oldenburg, Urteil vom 14. 10. 1998, Az. 2 U 179/ 88, NJW-RR 1999, 241), zum Beispiel die Belastung der Raumluft durch die Schadstoffe Ethylacetat und n-Butanol in einem Ausmaß, das ganz erheblich über dem üblicherweise in Haushalten durchschnittlich anzutreffenden Schadstoffgehalt liegt, noch fünf Monate nach der Verlegung eines neuen Parkettbodens.

Gewährleistungsansprüche

Möglichkeiten bei Vorliegen eines Mangels

Zunächst können Sie als Besteller des Werks lediglich die *Nacherfüllung* verlangen. Nun kann der Unternehmer wählen, ob er auf seine Kosten den Mangel durch *Nachbesserung* beseitigt oder ein neues Werk herstellt. Zur Nacherfüllung hat er nicht beliebig lange Zeit. Lässt er eine angemessene Frist, die Sie ihm gesetzt haben, verstreichen, so können Sie zur *Selbstvornahme* übergehen, etwa einen anderen Unternehmer beauftragen und vom ersten Vertragspartner verlangen, dass er die Kosten – auch als Vorschuss – ersetzt. Es ist auch möglich, nach Ablauf der Frist vom Vertrag zurückzutreten oder den vereinbarten Preis zu mindern, was angesichts möglicher Gesundheitsgefahren allerdings nicht die erste Wahl der Betroffenen sein wird. Ist durch den Mangel ein Schaden (Anfall zusätzlicher Kosten) entstanden, so muss der Unternehmer ihn ersetzen, wenn der Mangel die Ursache für den Schaden ist, und der Unternehmer den Mangel schuldhaft herbeigeführt hat.

Beweislastverteilung

Wer ist beweispflichtig?

Nach der *Abnahme* des Werks müssen Sie als Besteller das Vorliegen eines Mangels beweisen. Hier sind die gleichen Hürden zu überwinden wie beim Kauf (☞ Abschnitt „Beweis"). Geht es um Schadenersatz, so ist auch der Beweis für die Ursächlichkeit des Mangels für den Schaden zu erbringen. Besteht der Schaden in den Kosten für eine andere Unterkunft während der Zeit, die für die Mangelbeseitigung benötigt wird, so ist dieser Zusammenhang offensichtlich. Schwierig wird es, wie schon beschrieben, wenn es um gesundheitliche Schäden der Bewohner geht. In der Schuldfrage muss der Unternehmer sich entlasten, indem er den Nachweis führt, dass ihn kein Verschulden trifft.

Verjährung

Verjährungsfristen beachten!

Gewährleistungsansprüche wegen mangelhafter Erstellung, wesentlichen Umbaus oder der Reparatur von Bauwerken verjähren in fünf Jahren, wenn die eingebauten Teile fest mit dem Gebäude verbunden werden, wie zum Beispiel bei nachträglicher Verlegung eines Teppichbodens mit einem Kleber. Eine Verkürzung dieser Frist auf vier Jahre ist nur möglich, wenn im Bauvertrag die Geltung der Verdingungsordnung für Bauleistungen, Teil B (VOB/B) vereinbart wurde.

Im Fall sonstiger Reparaturen an Haus und Grundstück sowie der Herstellung von beweglichen Gegenständen wie Möbeln verjähren die Ansprüche in zwei Jahren. Die zweijährige Verjährungsfrist kann vertraglich durch allgemeine Geschäftsbedingungen des Unternehmers auf ein Jahr verkürzt werden. Die Frist beginnt mit der Abnahme des Werks.

Wohnraummiete

Für Mieter einer Wohnung, die mit schädlichen Substanzen belastet ist, sieht die Rechtslage folgendermaßen aus:

Mangel der Wohnung

Wenn die gemietete Wohnung belastet ist

Zwar reicht im Bereich des Mietrechts nicht der bloße Verdacht eines Mangels, wohl aber die konkrete Drohung einer Gefährdung. Diese ist dann anzunehmen, wenn der Mieter vernünftigerweise von dem Bestehen einer erheblichen Gefahr ausgehen kann, unabhängig davon, ob diese letztlich besteht. Entscheidend sind dabei nicht besondere Empfindlichkeiten des Mieters, sondern der Maßstab eines durchschnittlichen Menschen. Die erhebliche Gefährdung besonderer Personenkreise, wie zum Beispiel von Säuglingen oder alten Menschen ist aber zu berücksichtigen. Dabei genügt der mittelbare Beweis durch Schadstoffe wie PCP oder Lindan in Holzteilen der Wohnung, auch wenn sich die Konzentration in der Raumluft nicht mehr nachweisen lässt (LG Lübeck, Urteil vom 6. 11. 1997, Az. 14 S 135/97, NJW-RR 1998, 441).

Grenzwerte sind jederzeit einzuhalten!

Entscheidend ist der Zeitpunkt, zu dem der Mangel aufgetreten ist, sodass eine Herabsetzung der Grenzwerte nach Abschluss des Mietvertrags sich zugunsten des Mieters auswirkt. Der Vermieter kann sich dann nicht auf die Rechtslage bei Vertragsschluss berufen.

Ursache für den Mangel

Voraussetzung für einen Anspruch des Mieters gegen den Vermieter ist außerdem, dass die Ursache für den Mangel zumindest auch im *Risikobereich* des Vermieters liegt. Der Fogging-Effekt kann zum Beispiel auf baulichen Gegebenheiten wie schadhaften Isolierungen beruhen (*Gefahren-*

bereich des Vermieters) oder durch kunststoffhaltige Materialien im Teppichboden des Mieters verursacht sein. Formaldehydausgasungen können aus dem Dämmmaterial der Wohnung (*Verantwortungsbereich* des Vermieters) oder den Möbeln des Mieters stammen.

Verschulden

Wer ist verantwortlich?

Ein Anspruch des Mieters gegen den Vermieter scheidet auch dann aus, wenn der Mieter selbst den Mangel verschuldet hat. Veränderungen oder Verschlechterungen des Wohnraums durch vertragsgemäßen Gebrauch, zum Beispiel durch das Aufstellen von Möbeln, hat der Mieter nicht zu vertreten. Er muss jedoch in zumutbarem Umfang sein Heiz- und Lüftungsverhalten der Wohnung anpassen. Treten andererseits zum Beispiel erst nach dem Einbau neuer isolierverglaster Fenster Feuchtigkeitsschäden auf, so hat der Mieter diese nicht zu vertreten, wenn er die Feuchtigkeit zwar mit-, aber nicht überwiegend verursacht hat. Ein Verschulden träfe ihn nur dann, wenn der Vermieter auf die Notwendigkeit verstärkten Heizens und Lüftens hingewiesen hätte.

Rechte des Mieters

Möglichkeiten für Mieter

Bis zur Behebung des Mangels kommt die *Minderung der Miete* in Betracht. Voraussetzung dafür ist die Anzeige des Mangels beim Vermieter, der so die Gelegenheit erhält, die Wohnung in einen mangelfreien Zustand zu versetzen. Der Anspruch auf Mietminderung entfällt nur, wenn Sie als Mieter wegen vertragswidrigen Verhaltens, zum Beispiel unzureichenden Lüftens, für den Mangel überwiegend selbst verantwortlich sind. Ob der Vermieter den Mangel verschuldet hat oder nicht, spielt für den Minderungsanspruch keine Rolle. Außerdem ist der Vermieter verpflichtet, die Wohnung in Stand zu setzen, es sei denn, der Mieter hat die giftigen Substanzen selbst, zum Beispiel in Möbeln, in die Wohnung gebracht.

Gehen von Schadstoffen in der Wohnung Gesundheitsgefahren aus, so besteht die Möglichkeit zur außerordentlichen fristlosen *Kündigung aus wichtigem Grund*. Auch die Kündigung setzt nicht voraus, dass der Vermieter den Mangel zu vertreten hat.

Schadenersatz kann der Mieter nur verlangen, wenn der Mangel die Ursache für den Schaden ist. Dies ist unproblematisch zum Beispiel bei Kosten für die Sanierung. Bei Kosten für die Behandlung gesundheitlicher Beschwerden wird der Beweis oft nicht zu erbringen sein.

War die Wohnung schon bei Abschluss des Mietvertrags mit Schadstoffen belastet, so kommt es auf ein Verschulden des Vermieters wiederum nicht an. Ist der Mangel erst später aufgetreten, so haftet der Vermieter nur, wenn ihn ein Verschulden trifft.

Beweislastverteilung

Wer ist beweispflichtig?

Die Beweislast für die gesundheitsgefährdende Beschaffenheit der Wohnräume liegt stets beim Mieter. Der Vermieter muss beweisen, dass die Ursache dieses Mangels nicht in seinem Verantwortungsbereich liegt. Meist wird es um die Frage gehen, ob die Schadstoffbelastung durch einen Baumangel hervorgerufen wurde. Steht fest, dass ein Verhalten des Mieters die Gesundheitsgefahr verursacht hat, so trifft den Mieter die Beweispflicht dafür, dass er diesen Mangel nicht zu vertreten hat. Der Vermieter hat zum Beispiel den Beweis erbracht, dass Feuchtigkeitsschäden aufgetreten sind, weil der Mieter nicht ausreichend gelüftet hat. Weist der Mieter nun nach, dass der Vermieter ihn nicht über das Erfordernis verstärkten Lüftens nach dem Einbau neuer Fenster informiert hat, so ist er entlastet. Geht es um Schadenersatz, so muss der Mieter außerdem beweisen, dass der Schaden gerade auf dem Mangel beruht, zum Beispiel Gesundheitsschäden auf die giftigen Substanzen zurückzuführen sind, und der Vermieter den Mangel schuldhaft verursacht hat.

Ob Sie bei mit Wohngiften belasteten Innenräumen gegen Verkäufer, Produzenten, Handwerker oder Vermieter Ansprüche durchsetzen können, ist demnach vor allem eine Frage des Beweises.

Wichtige Adressen

Allgemein

Umweltbundesamt
Wörlitzer Platz 1
06844 Dessau
Tel. 03 40 – 21 03-0
Fax 03 40 – 21 04-22 85
www.umweltbundesamt.de

BG BAU – Berufsgenossenschaft der Bauwirtschaft
Hildegardstraße 29/30
10715 Berlin
Tel. 0 30 – 8 57 81-0
Fax 0 30 – 8 57 81-500
www.bgbau.de

Radon

Bundesamt für Strahlenschutz
Fachbereich Strahlenschutz
Köpenicker Allee 120–130
10318 Berlin
Tel. 0 18 88 – 3 33-0
www.bfs.de/ion/radon/

Physikalisch-Technische Bundesanstalt
Arbeitsgruppe Strahlenschutz
Bundesallee 100
38116 Braunschweig
Tel. 05 31 – 5 92-0
www.ptb.de/de/org/6/_index.htm

GSF Forschungszentrum für Umwelt und Gesundheit GmbH
Ingolstädter Landstraße 1
85764 Oberschleißheim
Tel. 0 89 – 31 87-0
www.gsf.de/neu/

Holzschutzmittel

Interessengemeinschaft der Holzschutzmittelgeschädigten (IHG e.V.)
Bruno Heitze
Im heiteren Tal 19
57250 Netphen
Tel. 0 27 37 – 59 25 08
Fax 0 27 37 – 57 89
www.ihg-ev.de

Allergien

Allergie-Dokumentations- und Informationszentrum (ADIZ)
Burgstraße 12
33175 Bad Lippspringe
Tel. 0 52 52 – 95 45 00
Fax 0 52 52 – 95 45 01

Deutscher Allergie- und Asthmabund e.V. (DAAB)
Hindenburgstraße 110
41061 Mönchengladbach
Tel. 0 21 61 – 1 02 07 (Patientenberatung)
0 21 61 – 18 30 24 (Sonstiges)
Fax 0 21 61 – 20 85 02

Elektrosmog

VDB Berufsverband Deutscher Baubiologen e.V.
Oberwiesenthaler Straße 18
91207 Lauf
Tel. 0 91 23 – 98 40 12
Fax 0 91 23 – 98 40 13
www.baubiologie.net
netzwerk@baubiologie.net

Autoren

Vorwort
Armin Radünz,
Bonn

Kapitel „Schimmel“
Dr. Christoph Trautmann,
Umweltmykologie Dr. Dill
und Dr. Trautmann GbR,
Berlin

Kapitel „Radon“
Dr. Hans Landfermann,
Bonn

Kapitel „VOC“
Dr. Jutta Witten,
Hessisches Sozialministerium, Wiesbaden

Kapitel „PAK“
Dr. Ulrich Goergens,
Wuppertal

Kapitel „Holzschutz und Biozide“, „Formaldehyd“ und „Asbest und künstliche Mineralfasern“
Dr. Gerd Zwiener,
Sachverständigen-Büro
Dr. Zwiener, Köln

Kapitel „Allergien“
Dr. Joachim Dullin,
Gesundheitsamt Bremen

Kapitel „Fogging-Effekt“
Dr. Wolfgang Melzer,
Chemisch Technisches
Laboratorium GmbH &
Co. KG, Bremen

Kapitel „Elektrosmog“
Dr. Klaus Trost,
Wissenschaftsladen
Bonn e.V.

Kapitel „Rechtliche Aspekte“
Beate Wagner,
Verbraucherzentrale NRW,
Düsseldorf

Abbildungsnachweis

BMU („Radon-Merkblätter“) 32, 36, 37, 38, 40
Goergens 45, 72
Melzer 140, 143, 144
photodisc 42, 76, 90, 120
Radünz 30
Stadt Hamburg (Behörde für Arbeitsschutz) 104
Trautmann 8, 9, 13, 19
Trost 152, 155, 165, 167
Wolff 25, 176
zefa Umschlag
Zwiener 50, 62, 79, 87, 92, 99, 102, 106, 109, 111, 113, 114, 115

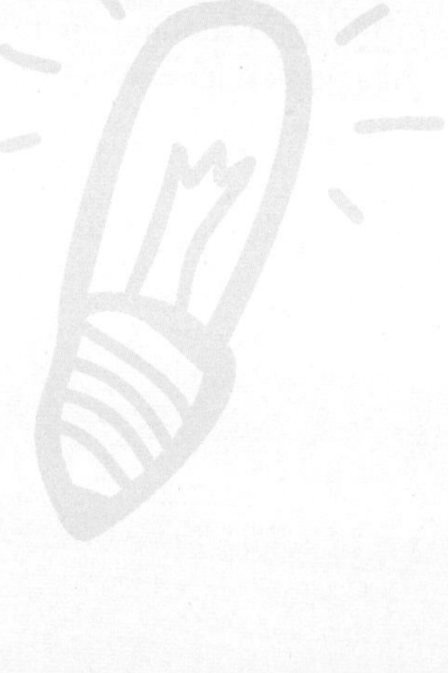

Adressen der Verbraucherzentralen

Verbraucherzentrale Baden-Württemberg e.V.
Paulinenstraße 47
70178 Stuttgart
Tel. 07 11 – 66 91-10
Fax 07 11 – 66 91-50
www.verbraucherzentrale-bawue.de

Verbraucherzentrale Bayern e.V.
Mozartstraße 9
80336 München
Tel. 0 89 – 53 98 7-0
Fax 0 89 – 53 75 53
www.verbraucherzentrale-bayern.de

Verbraucherzentrale Berlin e.V.
Bayreuther Straße 40
10787 Berlin
Tel. 0 30 – 21 48 5-0
Fax 0 30 – 21 17 20 1
www.verbraucherzentrale-berlin.de

Verbraucherzentrale Brandenburg e.V.
Templiner Straße 21
14473 Potsdam
Tel. 03 31 – 29 87 1-0
Fax 03 31 – 29 87 1-77
www.vzb.de

Verbraucherzentrale Bremen e.V.
Altenweg 4
28195 Bremen
Tel. 04 21 – 16 07 77
Fax 04 21 – 16 07 78 0
www.verbraucherzentrale-bremen.de

Verbraucherzentrale Hamburg e.V.
Kirchenallee 22
20099 Hamburg
Tel. 0 40 – 24 83 2-0
Fax 0 40 – 24 83 2-290
www.vzhh.de

Verbraucherzentrale Hessen e.V.
Große Friedberger Straße 13–17
60313 Frankfurt
Tel. 0 69 – 97 20 10-0
Fax 0 69 – 97 20 10-50
www.verbraucher.de

Neue Verbraucherzentrale Mecklenburg und Vorpommern e.V.
Strandstraße 98
18055 Rostock
Tel. 03 81 – 2 08 70-0
Fax 03 81 – 2 08 70-30
www.nvzmv.de

Verbraucherzentrale Niedersachsen e.V.
Herrenstraße 14
30159 Hannover
Tel. 05 11 – 9 11 96-0
Fax 05 11 – 9 11 96-10
www.vzniedersachsen.de

Verbraucherzentrale Nordrhein-Westfalen e.V.
Mintropstraße 27
40215 Düsseldorf
Tel. 02 11 – 38 09-0
Fax 02 11 – 38 09-172
www.verbraucherzentrale-nrw.de

Verbraucherzentrale Rheinland-Pfalz e.V.
Ludwigstraße 6
55116 Mainz
Tel. 0 61 31 – 28 48-0
Fax 0 61 31 – 28 48-66
www.verbraucherzentrale-rlp.de

Verbraucherzentrale des Saarlandes e.V.
Trierer Straße 22
66111 Saarbrücken
Tel. 06 81 – 50 08 9-0
Fax 06 81 – 58 80 9-22
www.vz-saar.de

Verbraucherzentrale Sachsen e.V.
Brühl 34–38
04103 Leipzig
Tel. 03 41 – 68 88 08 0
Fax 03 41 – 68 92 82 6
www.vzs.de

Verbraucherzentrale Sachsen-Anhalt e.V.
Steinbockgasse 1
06108 Halle
Tel. 03 45 – 29 80 3-29
Fax 03 45 – 29 80 3-26
www.vzsa.de

Verbraucherzentrale Schleswig-Holstein e.V.
Bergstraße 24
24103 Kiel
Tel. 04 31 – 59 09 9-0
Fax 04 31 – 59 09 9-77
www.verbraucherzentrale-sh.de

Verbraucherzentrale Thüringen e.V.
Eugen-Richter-Straße 44
99085 Erfurt
Tel. 03 61 – 555 14-0
Fax 03 61 – 555 14-40
www.vzth.de

Verbraucherzentrale Bundesverband e.V.
Markgrafenstraße 66
10969 Berlin
Tel. 0 30 – 25 80 0-0
Fax 0 30 – 25 80 0-518
www.vzbv.de

Zum Weiterlesen

Schimmel

Zum Thema Schimmelpilze sind zwei Leitfäden erschienen. Den „Schimmelpilz-Leitfaden“ bekommt man kostenlos beim Umweltbundesamt (www.uba.de), „Schimmelpilze in Innenräumen – Nachweis, Bewertung, Qualitätsmanagement“ ist, ebenfalls kostenlos, zu beziehen über das Landesgesundheitsamt Baden-Württemberg (http://www.landesgesundheitsamt.de/servlet/PB/menu/1133583/index.html).

Radon

Die „Radon-Merkblätter zur Senkung von Radonkonzentrationen in Wohnhäusern“ werden vom Bundesministerium für Umwelt, Naturschutz und Reaktorsicherheit in Zusammenarbeit mit dem Bundesamt für Gesundheit der Schweiz herausgegeben und kostenlos abgegeben.

Das „Radon-Handbuch Deutschland” ist eine ständig aktualisierte Loseblattsammlung. Es wird herausgegeben vom Bundesministerium für Umwelt, Naturschutz und Reaktorsicherheit und vom Bundesamt für Strahlenschutz und kann bezogen werden über den:
Wirtschaftsverlag NW
Verlag für neue Wissenschaft GmbH
Postfach 10 11 10
27511 Bremerhaven
Fax 04 71 – 9 45 44-88
info@nw-verlag.de

PAK

Die Berufsgenossenschaft der Bauindustrie hat einen Leitfaden „Sanierung PAK-haltiger Klebstoffe“ herausgegeben, der kostenlos von der Internetseite herunter geladen werden kann (www.bgbau.de).

Holzschutzmittel und Biozide

Die „PCP-Richtlinie“ ist erhältlich beim:
Ministerium für Städtebau und Wohnen, Kultur und Sport NRW
Elisabethstraße 5–11
40217 Düsseldorf

Das Bundesministerium für Verbraucherschutz, Ernährung und Landwirtschaft gibt einen „Verbraucherleitfaden Holzschutzmittel“ heraus, der von der Internetseite des BMVEL kostenlos heruntergeladen werden kann (www.verbraucherministerium.de).

Allergien

Beim Deutschen Allergie- und Asthmabund e.V. ist das Buch „Allergien und Asthma – Die 111 häufigsten Fragen“ zu bekommen.

Fogging

Das Umweltbundesamt gibt den kostenlosen Leitfaden „Attacke des schwarzen Staubes“ heraus.

Elektrosmog

Katalyse e.V.
Elektrosmog
C.F. Müller,
Heidelberg 1997

Bernd Müller
Wirksamer Schutz vor Elektrosmog
Gräfe und Unzer,
München 1997

Umweltberatung der Verbraucherzentralen

Verschiedene Verbraucherzentralen bieten eine Umweltberatung an. Dazu gehören zum Beispiel Informationen über Schadstoffsanierungen, umwelt- und gesundheitsfreundliche Produkte sowie empfehlenswerte Umweltzeichen. Falls Sie eine Schadstoffmessung in den eigenen vier Wänden planen, erhalten Sie Entscheidungshilfen. Über das unterschiedliche Informations- und Beratungsangebot der einzelnen Verbraucherzentralen erfahren Sie mehr im Internet unter www.verbraucherzentrale.info oder bei den jeweiligen Geschäftsstellen (Adressen ☞ Seite 193/194).

Stichwortverzeichnis

D

E

F

L

M

N

O

P

S

T

U

V

W

Impressum

Herausgeber

Verbraucherzentrale Nordrhein-Westfalen e.V.
Mintropstraße 27
40215 Düsseldorf
Tel. 0180 – 5 00 14 33
(0,12 €/Min. aus dem Festnetz)
Fax 02 11 – 38 09-172
www.verbraucherzentrale-nrw.de

Verbraucherzentrale Bayern e.V.
Verbraucherzentrale Hamburg e.V.
Verbraucherzentrale Hessen e.V.
Verbraucherzentrale des Saarlandes e.V.
Verbraucherzentrale Sachsen e.V.
Verbraucherzentrale Thüringen e.V.
Verbraucherzentrale Bundesverband e.V.

(Adressen ☞ Seite 193/194)

Autoren: ☞ Seite 192
Lektorat: Armin Radünz, Bonn
Koordination: Frank Wolsiffer
Fachliche Mitwirkung: Dr. Andrea Mayer-Figge, Helene Neumann
Gestaltung: Susanne Wolff, Essen
Druck: BasseDruck, Hagen
Gedruckt auf: Lenzatop, 100 % Recycling

Ratgeber

Hier können wir Ihnen nur eine kleine Auswahl unseres mehr als 70 Titel umfassenden Ratgeberprogramms vorstellen. Auf Wunsch senden wir Ihnen gern die Gesamtübersicht aller Publikationen zu. Unsere Ratgeber können Sie in den Beratungsstellen der Verbraucherzentralen kaufen oder bei den Herausgebern (☞ Impressum) bestellen. Bitte schicken Sie weder Geld noch Briefmarken – Sie erhalten eine Rechnung. Zu den genannten Preisen (Stand: Juli 2005) kommen noch Porto und Versandkosten.

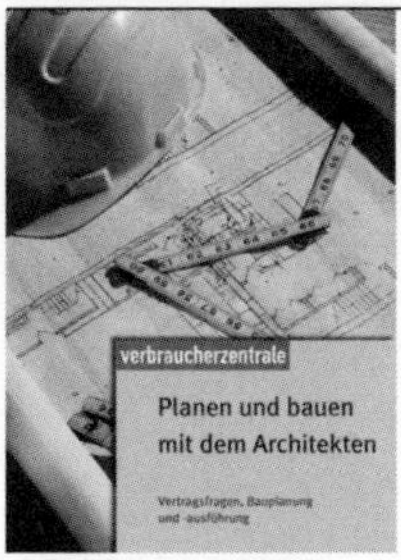

Planen und Bauen mit dem Architekten

Mit einem Architekten die eigenen vier Wände bauen – was heißt das für den Bauherrn? Wir zeigen, wie Sie einen geeigneten Architekten finden und beauftragen, welche Kosten auf Sie zukommen und wie sich die Zusammenarbeit bei Planung und Ausführung des Bauvorhabens gestaltet. Mit Formulierungsvorschlägen für die Vertragsgestaltung.

1. Auflage 2004, 188 Seiten, 9,80 €

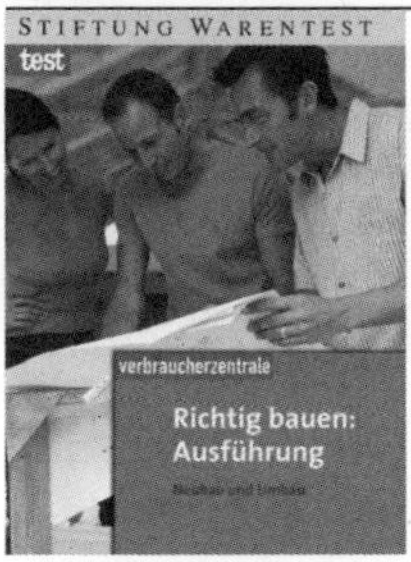

Richtig bauen: Ausführung

Ob Neubau oder Aus- und Umbau – der Traum von den eigenen vier Wänden kann für Bauherren schnell zum Albtraum werden. Um Probleme von vornherein zu vermeiden, begleitet dieser Ratgeber Bauherren von der Errichtung der Baustelle über die Kontrolle der einzelnen Gewerke bis hin zur Fertigstellung.

1. Auflage 2004, 215 Seiten, 19,90 €
(Hardcover)

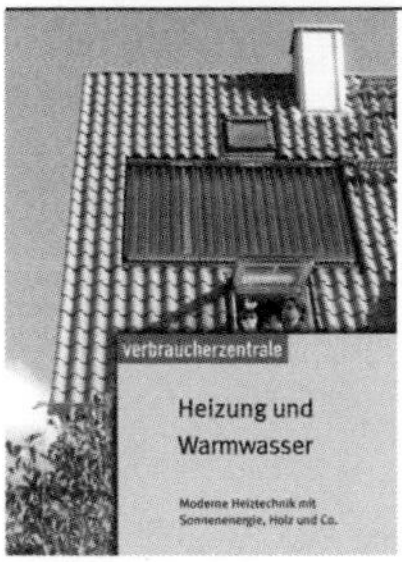

Heizung und Warmwasser

Am 01. November 2004 endete die Schonfrist für Betreiber von Heizkesseln mit zu hohen Abgasverlusten. Wer noch mit einem Oldie heizt, muss jetzt handeln. Wir geben u. a. einen vergleichenden Überblick über die wichtigsten Brennstoffe und Heizungskessel, informieren über Sonnenenergie und Pelletöfen, über Preise und Kosten-Leistungsverhältnisse.

9. Auflage 2004, 114 Seiten, 5,80 €

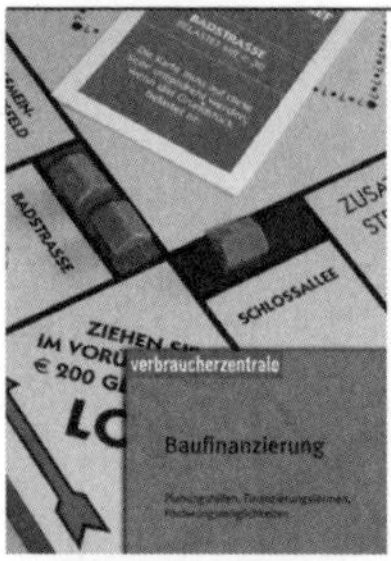

Baufinanzierung

Ein unentbehrliches Handbuch für alle, die bauen oder ein Haus bzw. eine Wohnung kaufen wollen: Viele Infos zu Ihrer Absicherung sowie zu den Finanzierungsformen Hypothekendarlehen, Lebensversicherungshypothek und Bausparen. Mit Checklisten für Finanzierungsbedarf und finanzielle Belastung und dem ABC der Baufinanzierung.

1. Auflage 2004, 166 Seiten, 14,90 € (Hardcover)

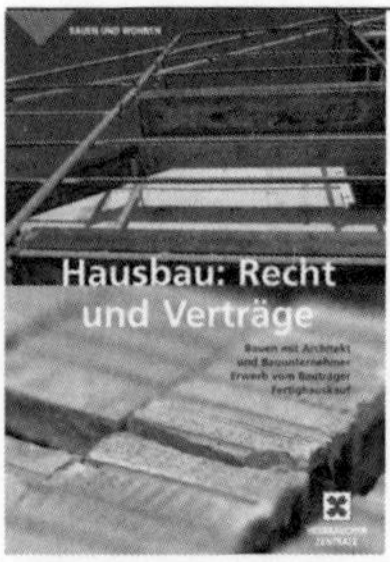

Hausbau: Recht und Verträge

Im eigenen Haus wohnen, ganz nach den eigenen Vorstellungen – dieser Wunsch steht bei vielen ganz oben in der Lebensplanung. Auf dem Weg dorthin bieten sich mehrere Möglichkeiten, die dieser Ratgeber zum Thema Baurecht Schritt für Schritt in verständlicher Weise vorstellt.

2. Auflage 2002, 158 Seiten, 7,80 €

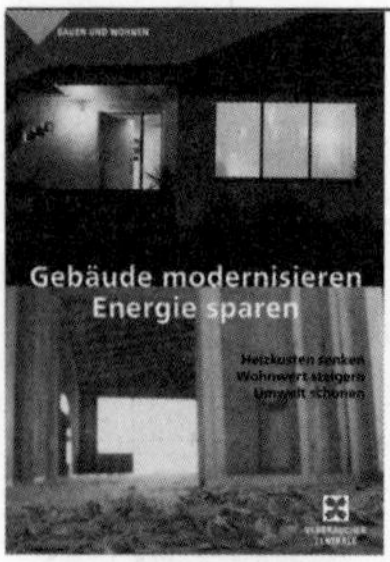

Gebäude modernisieren – Energie sparen

Wenn Sie Ihr Haus modernisieren, können Sie Energiekosten senken, die Umwelt schonen und die Anforderungen der Energieeinsparverordnung erfüllen. Unser praxisorientierter Ratgeber zeigt Ihnen die typischen energetischen Schwachstellen, hilft bei der Diagnose und bietet Lösungen an.

1. Auflage 2004, 286 Seiten, 12,80 €

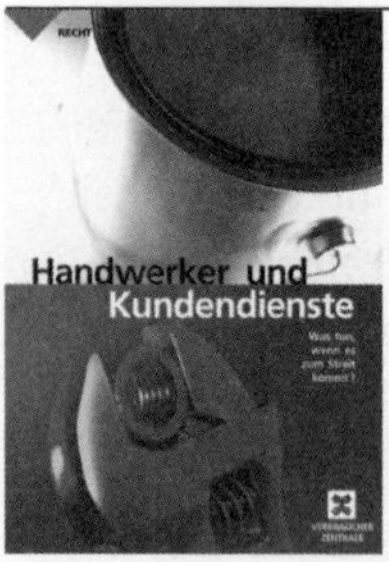

Handwerker und Kundendienste

Pfusch bei der Arbeit und dann eine überzogene Rechnung. Der Ratgeber zeigt Lösungen zu den häufigsten Streitpunkten: vom Kostenvoranschlag und der Auftragsvergabe bis zu den einzelnen Rechnungsposten, von der Reklamation bis zum Kleingedruckten. Mit Musterbriefen und Tipps, wo Sie rechtliche Hilfe finden.

8. Auflage 2003, 106 Seiten, 5,80 €